PROFESSOR:
SER OU ESTAR?

INSTITUTO PHORTE EDUCAÇÃO
PHORTE EDITORA

Diretor-Presidente
Fabio Mazzonetto

Diretora Financeira
Vânia M. V. Mazzonetto

Editor-Executivo
Fabio Mazzonetto

Diretora Administrativa
Elizabeth Toscanelli

CONSELHO EDITORIAL

Educação Física
Francisco Navarro
José Irineu Gorla
Paulo Roberto de Oliveira
Reury Frank Bacurau
Roberto Simão
Sandra Matsudo

Educação
Marcos Neira
Neli Garcia

Fisioterapia
Paulo Valle

Nutrição
Vanessa Coutinho

Rinaldo Henrique
Aguilar-da-Silva

PROFESSOR:
SER OU ESTAR?

Phorte
editora

São Paulo, 2014

Professor: ser ou estar?
Copyright © 2014 by Phorte Editora

Rua Treze de Maio, 596
CEP: 01327-000
Bela Vista – São Paulo – SP
Tel/fax: (11) 3141-1033
Site: www.phorte.com.br
E-mail: phorte@phorte.com.br

Nenhuma parte deste livro pode ser reproduzida ou transmitida de qualquer forma ou por quaisquer meios eletrônico, mecânico, fotocopiado, gravado ou outro, sem autorização prévia por escrito da Phorte Editora Ltda.

CIP-BRASIL. CATALOGAÇÃO-NA-FONTE
SINDICATO NACIONAL DOS EDITORES DE LIVROS, RJ

A235p

Aguilar-da-Silva, Rinaldo Henrique
Professor: ser ou estar? / Rinaldo Henrique Aguilar-da-Silva. - 1. ed. - São Paulo : Phorte, 2014.
152 p. ; 23 cm.

Inclui bibliografia
ISBN 978-85-7655-522-3

1. Professores - Formação. 2. Prática de ensino. 3. Educação. I. Título.

14-16717   CDD: 370.71
              CDU: 37.02

ph2285.1

Este livro foi avaliado e aprovado pelo Conselho Editorial da Phorte Editora.
(www.phorte.com.br/conselho_editorial.php)

Impresso no Brasil
Printed in Brazil

À minha mãe Lourdes que me
ensinou as primeiras letras.

À minha esposa Andréa que
continua a me ensinar a cada dia.

Ao Prof. Dr. Djalma Rabelo Ricardo, pela amizade e
generosidade do convívio na Faculdade de Ciências Médicas
e da Saúde de Juiz de Fora – MG.

A todos os professores que, com seus exemplos,
ajudaram a tornar-me quem sou.

Para ser grande, sê inteiro: nada
Teu exagera ou exclui.
Sê todo em cada coisa. Põe quanto és
No mínimo que fazes.
Assim em cada lago a lua toda
Brilha, porque alta vive.
(Ricardo Reis, heterônimo de Fernando Pessoa)

Apresentação

Honra-me sobremaneira apresentar o livro *Professor: ser ou estar?*. Faço-o na condição de aprendiz. Quem apresenta uma obra como esta, *a priori*, tem a capacidade e a competência alicerçadas em seu conhecimento e renome. É sempre a postura de quem pode analisar a obra que está apresentando ao público a quem se destina. Sinto informar que este "apresentador" se coloca na situação de quem tem o privilégio da prioridade da leitura para anunciar a alegria do aprendido e do descoberto.

Em um primeiro momento, observo, claramente, a superação do discurso comum, cheio de presunçosas certezas fáceis, que dominou nosso "pedagogês", e ainda predomina em muitas escolas. O autor nos brinda, neste memorável livro, com um passeio pelas impressões dos processos de ensino-aprendizagem e da Aprendizagem Baseada em Problemas (ABP), além dos diversos óbices que permeiam o ato de ensinar, em especial *nas escolas vestidas de branco*, aliás, título de sua última obra sobre a temática. As sensações que acumulei no mergulho que fiz nestas páginas foram semelhantes às de uma criança que vê pela primeira vez o mar, que exclama, apoiada em sua ternura, as seguintes palavras: *"Olha, que maravilha!"*, e que quer visitá-lo mais vezes, para contemplar aquela natureza que saltou aos seus olhos.

Em um segundo momento, noto, claramente, que este livro reflete os anseios dos que se dedicam à arte de ensinar e retrata uma construção coletiva de um conhecimento. Certos conceitos, antes aprisionados nas cadeias de definições pouco claras, passam a ser repensados de forma clara e didática, como se espera do mestre que ensina. Conceitos antes fechados, obscuros e que poucos se encorajavam a entender são expostos de forma límpida e desprovidos de vícios. O autor, dessa forma, projeta-se além de seu tempo e não se prende às polêmicas do passado que tanto suprimiram as ideias e o avanço da educação neste país. As "salas de aula", na verdade, são como um laboratório. Um lugar de interações produtivas; de um novo conhecimento que se adquire; de um novo saber, apoiado na aprendizagem significativa, e não no campo de dogmas que circunda o ato de ensinar, o qual herdamos dos nossos antepassados, em que o conhecimento está pronto, acabado, "pergunte e eu lhe respondo". Esta proposta, ou, digamos, desafio, está pautada no que existe de mais moderno dentro do processo educacional: "pergunte e iremos procurar, juntos, as possíveis respostas". Aliás, é o que preconizam as Diretrizes Curriculares Nacionais (DCNs), promulgadas há mais de uma década.

Em um terceiro momento, sinto que cada capítulo tem sua vinculação a algum processo acadêmico ou realidade do professor.

É como se o autor procurasse destacar o que é vivenciado no chão das suas práticas de educação e de ensino, de suas interações com outros profissionais, de suas conferências e seus aperfeiçoamentos docentes realizados em inúmeras instituições de ensino superior no Brasil. Como ele sempre ressalta: *da prática para a teoria*, tudo refletido e elaborado de forma crítica, e alicerçado nas mais fortes evidências científicas sobre a temática em tela.

Apoiado em meus anos dedicados à docência, tenho a impressão de que estamos diante de um marco conceitual que levaremos tempo para metabolizar. O processo de ensino-aprendizagem e o método da ABP são apresentados de forma sistematizada, destacando, a todo momento, a importância do professor dentro desse processo, não como detentor de um conhecimento acabado, mas como aquele que é capaz de construir, com seu aprendiz, o conhecimento.

Prezada comunidade científica e acadêmica, este livro não traz apenas mais uma visão panorâmica das teorias que orbitam no cenário nacional da Educação, mas, sim, uma proposta sistematizada de como podemos aprimorarmo-nos como docentes, para que possamos efetivamente praticar a verdadeira educação transformadora, que, de fato, pode levar o indivíduo a tornar-se um cidadão mais consciente e capaz de compreender e criticar a realidade, para que possa superar as desigualdades e construir uma sociedade mais justa.

Professor doutor Djalma Rabelo Ricardo
Diretor de Ensino, Pesquisa e Extensão da Faculdade de
Ciências Médicas e da Saúde de Juiz de Fora (Suprema)

Prefácio

> Quem espera sempre alcança.
> (*Provérbio popular*)

No prefácio do livro *Aprender e ensinar na escola vestida de branco: do modelo biomédico ao humanístico*, editado em 2010 pela Phorte Editora, do qual o Professor Rinaldo Henrique Aguilar-da-Silva é coautor, o professor doutor Nildo Batista, em seu prefácio, relatou que a leitura lhe proporcionou prazer, deixando um sentimento de "quero mais".

A espera não foi longa. Este livro, *Professor: ser ou estar?*, é a resposta do autor.

É mais um livro sobre ensino-aprendizagem, é mais um sobre métodos ativos, é mais um sobre construção dialógica do conhecimento, é mais um... E é bem-vindo, principalmente quando o autor tem reconhecida vivência no tema.

> Água mole em pedra dura tanto bate até que fura.
>
> *(Provérbio popular)*

As Diretrizes Curriculares Nacionais (DCNs) não são cumpridas integralmente na maioria dos cursos da área da Saúde, mesmo contando com mecanismos importantes de incentivo à transformação, como o Pró-Saúde e o PET-Saúde, programas fomentados pelos Ministérios da Educação e da Saúde.

Ocorreram mais avanços na aproximação com os serviços de saúde, como novos cenários de ensino prático, do que nos processos internos, nos quais são pouco frequentes as inovações na forma de trabalhar a construção e a aquisição do conhecimento, como a interdisciplinaridade, a problematização e o ensino por competências.

Isso, seguramente, por despreparo do docente, causado menos pela inércia e mais pela cultura universitária, que entende que o domínio do conhecimento científico basta para o exercício da docência, ignorando o concurso necessário de outros recursos: didáticos, metodológicos, filosóficos.

Paulo Freire, em seu livro *Pedagogia do oprimido* e em outros escritos, discorre sobre o ensino-aprendizagem para adultos:

> Por outro lado, a alfabetização de adultos, como um ato de conhecimento, pressupõe uma teoria e um método que corresponda a essa teoria. Exige um diálogo, que resulta na apreensão e na incorporação do conhecimento. Estudar é, realmente, um trabalho difícil. Exige de quem o faz uma postura crítica, sistemática. Exige uma disciplina intelectual que não se ganha a não

ser praticando-a. Isto é, precisamente o que a "educação bancária" não estimula. Pelo contrário, sua tônica reside fundamentalmente em matar nos educandos a curiosidade, o espírito investigador, a criatividade. Sua "disciplina" é a disciplina para a ingenuidade em face do texto, não para a indispensável criticidade. *(Freire, 1977, p. 39)*

É sobre a necessária transformação do "ensino bancário" para um modelo crítico, reflexivo, apontada nas DCNs para os cursos de graduação da área da Saúde que, neste livro de fácil e agradável leitura, o autor, no lastro de suas vivências pessoais (como estudante, como professor na Faculdade de Medicina de Marília, como pesquisador e outras atividades correlatas – consultorias, avaliação e supervisão de cursos de graduação) discorre, tratando do processo de ensino-aprendizagem e do método da Aprendizagem Baseada em Problemas (ABP), ressaltando a importância de um profissional que seja, de fato, *professor*, capaz de, ao dialogar, conduzir o ato de criação do conhecimento no seu aluno, capacitando-o para sua educação permanente.

Ressalta, entre os desafios do ensino superior em Saúde, a questão das características pessoais de aprendizagem e a importância de aprender com prazer, a aprendizagem lúdica, a necessária criatividade docente para ensinar pessoas diferentes em sua capacidade de entender e apreender.

Antes de falar sobre trabalho em pequenos grupos e do conceito de grupos operativos, o autor dedicou um espaço para Piaget e a construção mental do conhecimento.

Mantém essa tônica de conversação entre a prática e a teoria que a sustenta nos demais capítulos que versam sobre componentes da ABP, procurando, assim, diminuir a ansiedade daqueles que buscam um caminho para *Ser Professor* e guiar e iluminar a construção do conhecimento de seus aprendizes.

Boa leitura a todos!

Professora doutora Regina Celles de Rosa Stella
Pós-doutorado na Columbia University (1969)
Vice-reitora da Universidade Federal de São Paulo (1995-1999)
Presidente da Associação Brasileira de Educação Médica (1998-2002)

Sumário

Introdução 19

1. Características pessoais na aprendizagem 23

2. Construção mental do conhecimento 39

   A Epistemologia Genética de Piaget 39

3. Formação dos grupos 45

   Grupos operativos: Pichon-Rivière 45

4. Construção de casos na aprendizagem baseada em problemas.. 53

   Construção do caso 55

   História ou caso?.................................. 57

   Sistematização de problemas........................ 58

5. Perfil dos tutores 69

6. Perfil dos estudantes. 73

7. Processo tutorial 77

8. Avaliação formativa no processo
de ensino-aprendizagem 87

9. Comunicação na aprendizagem baseada em problemas:
como fazer e receber críticas?. 101

10. Avaliação cognitiva: momento de acerto de contas? 115

Epílogo. 135

Posfácio 139

Referências. 143

Introdução

Há muito tempo, sinto-me instigado a escrever sobre o processo de ensino-aprendizagem. Isso se deve, principalmente, aos comentários feitos por outros professores após as diversas conferências e capacitações que realizei nos últimos tempos.

Muitos me perguntam por que não sistematizo minhas conferências. Não que eu nunca tenha escrito sobre o tema. Como professor e pesquisador na área de Ensino em Saúde, fui coautor do livro *Aprender e ensinar na escola vestida de branco: do modelo biomédico ao humanístico* e escrevi diversos artigos em revistas especializadas. Entretanto, não falo desse tipo de publicação e suponho que quem pergunte também não. Ao contrário, o desejo manifestado por essas pessoas e, agora, por mim, é o de escrever livremente, sem as amarras da ciência. Não que eu as despreze! Nem poderia. Afinal de contas, como professor de graduação dos cursos de Medicina e de Enfermagem e do programa de pós-graduação em Ensino em Saúde, considero os princípios científicos essenciais para a construção e a difusão dos conhecimentos. Assim, por várias vezes, pego-me questionando os estudantes sobre quais são as evidências científicas que sustentam seus discursos e, portanto, iniciar esta obra já tão adiada custa-me sobremaneira.

Todavia, resolvi aceitar o desafio e colocar nas páginas que se seguem as coisas em que acredito e que de fato observei e constatei no desenvolvimento de tantos modos de aprender e de ensinar. Desculpo-me de antemão por não ter sido completamente capaz de esquivar-me das referências bibliográficas, mas utilizei somente as necessárias para não fazer desta obra nem um guia pedagógico nem um livro sem nenhum referencial teórico. Afinal de contas, "Nem tanto ao Céu, nem tanto a Terra", como diz o provérbio popular.

Ditos populares, provérbios e aforismos têm me inquietado ultimamente, por isso, utilizo-me deles em minhas apresentações. Foi também com base neles que encarei o primeiro desafio desta obra: pensar na forma. Isso, porque eles se perpetuam por anos pelas culturas de cada local. Além disso, são curtos, fáceis de lembrar e ensinam muito mais que os compêndios, uma vez que estão intimamente ligados à vida real das pessoas (aprendizagem significativa). Enfim, vêm da sabedoria popular.

Então, olhando tantos ditos, provérbios e aforismos, como expor um tema sem ser chato e presunçoso? Decidi apresentar as histórias reais, que, de fato, foram vividas, e, com base nelas, aprofundar os aspectos essenciais do aprendizado. Lembrando que "Quem conta um conto aumenta um ponto", esforcei-me para não alterar demais as histórias e resguardei os personagens de cada uma delas.

Tenho certeza de que muitos se identificarão e inicio por mim mesmo e pela minha vivência ao ser alfabetizado. Minha experiência inicial foi peculiar e, logo cedo, percebi que existe uma imensa distância entre o saber aparente e o saber real. Enquanto o aparente crê e ostenta saber tudo, o real abriga mais perguntas e dúvidas.

> A questão primordial não é o que sabemos,
> mas como sabemos.
> *(Aristóteles apud Bonnard, 1972, p. 151)*

1 Características pessoais na aprendizagem

Meu primeiro dia de aula: perguntas são bem-vindas?

> Esse menino não para quieto,
> parece que tem bicho-carpinteiro.
> *(Provérbio popular)*

Foi isso o que ouvi minha primeira professora dizer à minha mãe após meu primeiro dia de aula. Considerando a minha geração, fui precocemente alfabetizado. De cinco para seis anos de idade, fui levado à escola. Interessante lembrar-me tão claramente desses fatos. Com certeza, eles foram e ainda são determinantes no meu processo de autoanálise. De todo modo, tive uma experiência educacional precoce.

O tempo que precedeu minha ida à escola foi cheio de expectativas. Meu irmão e minha irmã, mais velhos do que eu, já a frequentavam, e poder acompanhá-los era um desejo pulsante. Minha mãe, mulher sábia na criação dos filhos, foi hábil em ensinar-me a lidar com desejos e vontades (o desejado, o possível e o realizável), de modo que, desde cedo, percebi que seria necessário lidar com as frustrações e aprender duas regras básicas – "obedecer e esperar" – até que se completasse o tempo correto para introduzir-me no mundo das letras. Contudo, perspicaz que sempre fui (talvez hoje fosse classificado como hiperativo), esperava que meus irmãos retornassem todos os dias e junto deles, de maneira lúdica, divertida, aprendi em casa o que eles aprendiam na escola e, valendo-me do ditado "Água mole em pedra dura, tanto bate até que fura", antecipei o tempo previsto de minha matrícula, ao convencer minha mãe que já estava pronto.

Nasci no mês de julho e, naquela época, era comum que os nascidos nesse mês iniciassem seus estudos com meio ano de atraso, o que, no meu caso, inverteu-se. Como já sabia ler e escrever, minha mãe convenceu a direção da escola de que eu não seria um "problema educacional". Não foi o que constatou a professora no meu primeiro dia. Confesso que estranhei uma escola em que não era possível perguntar, e eu estava cheio de perguntas. Mesmo assim, fiz tantas delas que cansei a professora e ela concluiu que eu sabia demais para o nível no qual me matricularam, de modo que, por causa do "bicho-carpinteiro em meu corpo e na minha mente", quase me enviaram de volta para casa.

Lembro-me da bronca dela: fiquei com medo e chorei. Na verdade, esperava um elogio, um reconhecimento por aquilo que já sabia previamente.

> Quando soubermos o pouco suficiente para fazermos
> perguntas, estaremos preparados para aprender.
> *(Provérbio popular)*

Como não parei mais de chorar, a solução encontrada foi a de matricular-me em um nível mais avançado, mais próximo de meus irmãos. E, assim, como um vitorioso, ascendi um ano e, mais próximo a eles, passei a aprender com vigilância e proteção fraternal.

Somente anos depois, fui capaz de compreender esses fatos e relacioná-los à capacidade de desenvolvimento do conhecimento. Por isso, resolvi ser professor. Professor na essência da palavra, ou, pelo menos, daquilo que eu conhecia como ser professor.

Essa foi uma decisão difícil e parece estranho que uma criança possa encarar esse fato abertamente. Geralmente, os pais não querem filhos professores e quando se é criança e, em algum momento, verbaliza-se esse desejo, a posição é a de aceitá-lo como uma brincadeira ou corrigi-lo imediatamente, forçando a criança a desviar desse futuro foco profissional.

Certa vez, escutei que a profissão de professor é praga de mãe. Quando pedi para explicar-me essa afirmação, ouvi que, para mães e pais em geral, o insucesso educacional dos filhos é sempre culpa do professor, que é ruim, não presta, é professor porque não foi capaz de ter outra profissão, não sabe ensinar etc., e, no futuro, o filho se torna professor como que por castigo aos pais.

É importante ressaltar que tive uma forte educação cristã. Digo "forte" não no sentido da opressão destes ensinamentos;

ao contrário, eles, para mim, nunca foram um peso, mas, sim, uma possibilidade de viver com intensidade a moral religiosa, como algo libertador e igualitário.

Evidentemente, os dogmas e os conceitos religiosos são pessoais e próprios de cada religião, só podem de fato fazer sentido se vividos no âmbito da fé. Como bom cristão que julgo ser, apesar de ter duvidado muitas vezes e de ser conhecedor de minhas iniquidades e misérias, considero que tudo aquilo que foi semeado em mim durante a primeira infância sempre me remete, ainda hoje, a um estado de conforto e realização na crença que professo.

Afirmo isso porque, para mim, na infância, Jesus Cristo era professor! Foi assim que construí a figura do primeiro professor. Lembro-me que, ao escutar as pregações aos domingos, sempre me atentava ao fato de que Jesus "ensinava".

> Todas as pessoas ficavam admiradas
> com o seu ensinamento, porque as ensinava.
> *(Marcos 1:22)*

Portanto, este "ser professor" que me tornei trazem à tona todas essas facetas que, em alguns momentos, são estimuladas ou silenciadas e cada nova experiência me ensina a lidar melhor com isso.

Quando retomo aqui os princípios de minha infância – o desejado, o possível e o realizável – quero justamente abordar esses aspectos de que nós, professores, nem sempre estamos preparados para lidar com as formas de aprender e de ensinar. Talvez porque as experiências vividas na primeira infância não sejam agradáveis. O fato é que minha primeira professora estava distante dos modelos educacionais que eu já tinha ao chegar à escola: a figura de Jesus, que ensinava com bondade e acolhimento, e a figura dos meus irmãos, que me ensinavam de forma lúdica.

Enfim, as primeiras experiências, sejam na infância, no primeiro contato com o ensino, sejam na universidade, no primeiro contato com a profissão, são fundamentais para a construção dessas formas de agir e de pensar sobre o que é ensinar e aprender.

Em meu primeiro livro, um dos capítulos resgata exatamente essa condição, quando compara as necessidades de um doente às de uma criança que precisa dos cuidados maternos. Penso que essa comparação pode ser feita na relação professor-estudante. Minha professora não foi capaz de identificar as minhas necessidades.

É do conhecimento de todos que um bebê chora. O choro é o meio pelo qual o bebê sinaliza ao meio ambiente, particularmente à mãe, que alguma "coisa" está acontecendo ou faltando. Segundo Winnicott (1988), a mãe suficientemente boa, ao escutar o choro de seu bebê, decodifica e diagnostica quais são suas necessidades ("coisas": fome, sede, sono, frio, calor, cólicas abdominais etc.).

Portanto, identificamos, no choro do bebê, dois componentes: o choro propriamente dito, que passaremos a chamar de *componente manifesto* (CM), e um componente que desencadeou o choro, o qual a mãe precisa decodificar, que chamaremos *componente latente* (CL). É no CL em que se ocultam as necessidades do bebê ("coisas" de que ele necessita para a manutenção da vida). O choro, portanto, é a expressão física das necessidades ("coisas": leite, medicamento, carinho, vestimenta, presença de mãe tranquila, sono, água, troca de fralda etc.) para a manutenção da saúde (vida) do bebê (Tsuji e Aguilar-da-Silva, 2010). Podemos representar o que foi dito até o momento da seguinte forma:

> Choro = necessidades do bebê = CM + CL

À medida que o bebê cresce e amadurece, adquire a capacidade de se comunicar. O choro será substituído pela fala, uma forma mais evoluída de comunicação. Assim, quando um estudante procura/indaga seu professor, geralmente, apresenta a este as suas queixas verbalmente, e não por meio do choro. Como no choro do bebê, no "choro" do estudante temos o CM e o CL: o CM são suas dúvidas; o CL são os fatores do mundo e do momento que ele vive. Concluímos, assim, que ninguém poderá aprender de fato se estiver descolado da realidade em que vive, e esta passa a ser um fator preponderante para a construção do conhecimento significativo (Tsuji e Aguilar-da-Silva, 2010).

Portanto:

> Necessidade de saúde = CM + CL

Estranhamente, apesar de sabido por todos os professores que as perguntas feitas por causa das dúvidas dos estudantes são essenciais para o aprendizado, muitos utilizam estratégias pessoais para fazer que os estudantes perguntem aquilo que eles, professores, pensam, ou já sabem. Caso contrário, teremos como resposta do docente algo que todos nós como alunos já ouvimos: "Você está colocando a carroça à frente dos bois".

Por isso, as perguntas nem sempre são bem aceitas pelos docentes. Acredito que isso se deve ao fato de que os professores, como outros profissionais, são, muitas vezes, tão especializados que acabam por dominar e aprofundar suas áreas de conhecimento, não se permitindo ir além daquilo que sabem para dar como resposta um "eu não sei", seguido de "precisamos buscar e aprender juntos".

Sempre pergunto aos professores o que esperam dos estudantes de hoje: conhecimento ou sabedoria? Muitos, em suas respostas, construíram esquemas mentais para me justificar a necessidade de ambos, ou a ordem de prioridade de cada um deles. Quanto a mim, aprendi ainda na infância que o conhecimento deve andar de mãos dadas com a sabedoria:

> Orei, e foi-me dado o conhecimento; supliquei, e me foi enviada a Sabedoria. Preferi a Sabedoria aos cetros e tronos e em comparação com ela, julguei sem valor a riqueza; a ela não igualei nenhuma pedra preciosa, pois, a seu lado, todo o ouro do mundo é um punhado de areia e diante dela, a prata, será como a lama.
> *(Sabedoria 7:7-9)*

Se tantos séculos antes da era Cristã já valorizavam a sabedoria, como podemos nós, ainda hoje, estar presos estritamente ao conhecimento cognitivo, muitas vezes, não aplicável? Por isso, saber um pouco mais, ou um pouco menos, como classificam os professores, pode fazer a diferença entre ir ou não de volta para casa.

Enfim, desde pequeno, sempre encarei a profissão de professor como algo maravilhoso. Certa vez, assistindo à entrevista de uma atriz famosa e reconhecida, no final, o entrevistador perguntou o que ela seria caso não tivesse se tornado atriz. A resposta foi: *"Professora"*. *"Por quê?"*, ele questionou, surpreso. E a resposta me encheu de orgulho: *"Se uma boa atriz, para alcançar sucesso e reconhecimento, deve sempre seduzir e conquistar sua plateia, uma boa professora deve, a cada dia, fazer a mesma coisa com seus alunos"*.

Atuei algum tempo como gestor e consultor de cursos superiores e, não raras vezes, recebi pedidos e encaminhamentos de profissionais buscando uma oportunidade para atuar como professor. Certa vez, recebi um telefonema em que um rapaz me dizia ter mudado recentemente à cidade e que gostaria de dar umas "aulinhas" no tempo que teria vago depois do emprego. Ou seja, ele buscava um "bico". Fiquei indignado ao ouvir isso. Muitos não consideram a atividade docente como emprego. Mas também não é um bico. É mais que um emprego, é uma missão.

> Ser mestre não é de modo algum um emprego e a sua atividade não se pode aferir pelos métodos correntes; ganhar a vida é no professor um acréscimo e não o alvo; e o que importa, no seu juízo final, não é a ideia que fazem dele os homens do tempo; o que verdadeiramente há de pesar na balança é a pedra que lançou para os alicerces do futuro.
> *(Silva, 2004)*

E a vida me levou pelos caminhos da docência. Quando dei por mim, já era um jovem professor universitário. Claro que, inicialmente, repeti os modelos de meus melhores professores e, com o tempo, acredito que apurei meu olhar. Também estudei muito para sair da condição de "estar" professor. Fiz mestrado, doutorado, pós-doutorado e continuo a buscar continuamente o estado de "ser", de fato, professor.

Como a observação e a vivência da realidade são fundamentais para a formação em qualquer profissão, a possibilidade de frequentar várias instituições de ensino sempre contribuiu para essa minha reelaboração docente.

Lembro-me da visita a uma faculdade no interior do país. Fui recebido pelo diretor acadêmico e fiz um *tour* por todas as instalações. Confesso que, em alguns momentos, tive de me conter para não "fazer caras e bocas" e revelar meus processos avaliativos acerca das instalações físicas. Digo isso porque, nos últimos anos, tenho ficado cada vez mais crítico em relação aos critérios estabelecidos nos processos regulatórios, principalmente àqueles que se referem à estrutura física. Enquanto a educação evolui, as instalações físicas ainda continuam as mesmas.

Durante a visita, uma das queixas do diretor era a de que os estudantes estavam cada vez menos preparados para a vida universitária. Segundo ele, a cada ano, ficava mais difícil conseguir um padrão homogêneo de entrada dos estudantes, o que dificultava a apresentação e o desenvolvimento do programa curricular. É claro que essa não era uma dificuldade apenas daquela faculdade: o Ministério da Educação havia incluído como indicador avaliativo-regulatório a criação dos chamados *núcleos de nivelamento*. Confesso que nunca havia visto um, literalmente falando. No entanto, nessa ocasião, fui observar como funcionava essa "modernidade" educacional. Durante o percurso, indaguei sobre o funcionamento de tal estratégia. Segundo o diretor, todos os estudantes que apresentassem lacunas de conhecimento detectadas por professores de diversas áreas eram submetidos a uma espécie de reforço escolar e, portanto, deixavam sua turma de origem para aprender separadamente.

> Quando discutimos forçando um ensinamento, violentamos a mente do aprendiz e o obrigamos a engolir um alimento que ainda lhe é indigesto.
> *(Hicks e Hicks, 2007, p. 35)*

Nesse mesmo instante, lembrei-me de minha condição no primeiro dia de aula e perguntei-me mentalmente se eu também não seria separado de outros por aquilo que ainda não sabia. Enfim, chegamos ao núcleo de nivelamento. As salas eram pequenas, com vidros que permitiam a observação pelo lado de fora. Observei alguns alunos. Senti que era o espaço dos incapazes e ser enviado àquele local era como ir a uma câmara de gás. Não senti acolhimento, senti separação. Felizmente, a sensação de proteção fraternal de meus irmãos no meu primeiro ano na escola encheu minha mente e eu serenei.

Durante minha vivência docente, muitas vezes, contei essas histórias a outros professores em formação para retratar algo muito presente nas escolas de Saúde ainda nos dias de hoje: o chamado "nível dos estudantes", ou "conhecimento prévio", como preferem outros. Se, por um lado, espera-se receber estudantes mais bem selecionados pelos exames vestibulares e de acesso, por outro, estudantes que perguntam demais também não são bem-vindos.

> Sem a curiosidade que me move, que me inquieta, que me insere na busca, não aprendo nem ensino.
> *(Freire, 1996, p. 85)*

Configura-se aqui algo essencial para as escolas que realizaram modificações curriculares com introdução de métodos ativos de ensino-aprendizagem. Nesta nova era da "gestão do conhecimento", os "perguntadores" com certeza terão mais sucesso do que os "respondedores".

Lembro-me de que, quando a Faculdade de Medicina de Marília implementou a Aprendizagem Baseada em Problemas (ABP), a maneira pela qual se ensinava até então na escola médica foi totalmente modificada. Certa vez, ao entrar no departamento no qual me tornei docente, encontrei uma professora escondida atrás da geladeira de nossa pequena copa. Ao questionar o porquê de tal ação, fui rapidamente repreendido e ouvi a seguinte justificativa: *"Depois que esta escola mudou, os estudantes pensam que podem perguntar o que querem. Há semanas, uma aluna me procura para saber o que é a teoria protônica. Vou eu saber o que é? Ela que procure a resposta!"*.

Essa professora não havia "entendido patavina de nada".

Esse provérbio popular é utilizado quando não se entende absolutamente nada do que está sendo dito. É sobre isso que quero refletir. Sobre a nossa incapacidade de entender, de "ler" os estudantes.

A aprendizagem lúdica e prazerosa não é uma novidade pedagógica. Muitos autores escreveram e ainda escrevem sobre o assunto. Tenho falado sobre isso em minhas conferências e confesso que, por vezes, observo olhares estranhos daqueles que me ouvem cada vez que toco nesse assunto. É claro que a minha plateia muitas vezes é constituída de professores universitários da área da Medicina e da Saúde, detentores de títulos acadêmicos, o que, por si só, dificulta esse tipo de abordagem. Isso, porque, para muitos, nós, professores doutores, não podemos cometer essa heresia. *"A Medicina definitivamente não se ensina de maneira lúdica"*, disse-me certa vez um professor. Antes de me afirmar isso, iniciou um discurso dizendo: *"Peço 'desculpas' pelo que vou dizer..."*, e, tentando disfarçar sua indignação, que era visível, discorreu sobre minhas considerações destituídas de evidências científicas.

> [...] a atividade lúdica é o berço obrigatório
> das atividades intelectuais, sendo, por isso,
> indispensável à prática educativa.
> *(Piaget, 1998, p. 58)*

De fato, é difícil compreender como é possível aprender com prazer aquilo que, na maioria das vezes, apresenta-se feio, sujo e fedido. Costumo dizer isso aos meus alunos. A Medicina se configura assim: na dor humana, no sofrimento e no desespero do outro. Como aprender, então, na adversidade?

> Preste atenção no que lhe ensinam
> e aprenda o mais que puder.
> *(Provérbios 23:12)*

O professor é o exemplo! Deve ser aquele que acolhe, escuta e indica caminhos. E deve fazê-lo com prazer, com alegria de ensinar.

Por isso, volto à condição inicialmente citada: meu primeiro dia de aula. Minha experiência pregressa era o aprendizado em casa. Estava protegido, e, curioso, aprendi tão somente aquilo que instintivamente desejava e vivia. Exerci meu direito ainda infantil de perguntar tudo o que me vinha à mente, mesmo sabendo que nem sempre teria as respostas que eu desejava ou, sequer, alguma resposta. Enfim, tive que aprender a considerar a frustração da não resposta como algo importante na construção do conhecimento. Minha primeira professora não reconheceu este meu *componente latente* e, desprezando-o, preferiu transferir-me a um nível mais avançado. Sinceramente, sempre entendi que aquela atitude não foi promoção, ao contrário, serviu apenas como forma de controle. E, assim, tive de aprender a lidar com a minha frustração de falta de liberdade para perguntar.

> O saber é a parte principal da felicidade.
> (Sófocles apud Cassin et al., 1993, p. 38)

A frustração é um terreno vasto, e o que pode frustrar um não necessariamente frustra o outro. Entretanto, toda frustração está alicerçada na fundamental oposição entre o desejo e uma realidade imutável. Assim, aprender, também, muitas vezes, passa pela frustração.

Um dos filósofos que mais discutiu estas questões foi Sêneca (2005). Para ele, só atingimos a sabedoria plena quando aprendemos a não agravar a inflexibilidade do mundo com as nossas reações. Suportamos melhor as frustrações para as quais nos preparamos e as quais compreendemos, e somos atingidos por aquelas que menos esperamos e não conseguimos entender. Para ele:

> [...] o sábio não tem nada a perder.
> Tudo que ele possui está investido nele mesmo.
> *(Sêneca, 2006, p. 32)*

E, ainda:

> [...] a sabedoria está em distinguir corretamente as situações em que estamos livres para moldar a realidade de acordo com nossos desejos daquelas que nos obrigam a aceitar o imutável com tranquilidade.
> *(Sêneca, 2006, p. 36)*

Nós, professores, conhecemos uma maneira de aprender e de ensinar. Repetimos o modelo que vivenciamos e estamos seguros dele. Em minhas conferências, tenho percebido justamente isso: o medo da mudança, desse caminho desconhecido, não vivenciado. O medo paralisa e, assim, as propostas de mudanças educacionais geralmente passam anos a fio sendo discutidas e reelaboradas nos limites departamentais. Quando alguma é aprovada, já está tão desgastada que muitos acreditam não mais valer a pena. O cerne da questão passa pela reflexão de como se dá o processo de ensinar e de aprender. Sempre digo aos professores que nós "estamos" professores, e não "somos" professores. Ser professor é muito mais que enfrentar uma sala de aula e repetir, reproduzir conhecimentos. Sinto falta dos professores que, ao entrarem em uma sala, antes de tudo, são capazes de explicar aos seus estudantes como se dará o processo de aquisição do conhecimento que será trabalhado.

Mas, afinal, como se constrói o conhecimento?

Essa é, foi, e continua sendo uma pergunta que me inquieta. Digo isso, porque, como professor, procuro sempre respondê-la antes de aplicar aos estudantes qualquer estratégia pedagógica. Aprendi, com o tempo, que isso significa, de fato, ser um bom professor, ou seja, ser capaz de compreender como os estudantes apreenderão aquilo que está sendo proposto. Três autores, Winnicott (1988), Vygotsky (1989) e Piaget (1976), auxiliam-nos nesse entendimento.

Uma de minhas lembranças mais remotas da infância diz respeito a uma fralda que eu teimava em carregar de um lado para o outro, e que, vez ou outra, era-me retirada, para ser lavada. Era um momento de angústia não tê-la comigo e, para qualquer lugar que eu fosse, meus pais se encarregavam de levá-la. A isso, Winnicott (1988) denominou de *objeto transicional*. Para ele, com o passar do tempo, esse simbolismo utilizado pelo bebê passa a se distinguir entre fantasia e fato, entre objeto externo e interno, entre criatividade e percepção. Conforme cresci, pude observar o quanto é comum que as crianças carreguem seus objetos preferidos e também os abandone sem problemas de uma hora para a outra.

Para Winnicott (1988), esses fatos retratam um aprendizado lúdico, que se inicia entre a mãe e o bebê, evoluindo, com o tempo, para aprendizagens mais compartilhadas, culminando com as experiências culturais. Por isso, a aprendizagem foi definida por muitos pesquisadores como algo prazeroso, ou seja, é brincando que se aprende.

Outro autor, Vygotsky (1989), ao estudar o desenvolvimento da criança, também se referiu à presença de signos e, sobretudo, da fala como indicadores de controle do comportamento. Hoje, após tantas pesquisas, já é possível afirmar que a fala e a ação são processadas de maneira proximal nas estruturas cerebrais e, do ponto de vista psicológico, fazem parte de uma mesma função complexa. A importância da "fala" foi ressaltada em seus estudos como componente primordial para o desenvolvimento dos processos cognitivos, e resulta da interação entre a criança com as demais pessoas com as quais mantém contatos frequentes. Ou seja, a criança aprende muito antes de ingressar na escola, que apenas continua a sistematizar o aprendizado que acontece desde o nascimento.

Portanto, se Winnicott (1988) trata da mediação e do compartilhamento materno como formas de aprendizado, Vygotsky (1989) o complementa por meio da interação entre linguagem, meio (cultura) e criança.

Finalmente, Piaget (1976) trata o aprendizado por meio dos estágios de desenvolvimento e da influência da estrutura cognitiva.

Assim, considerando os estudos desses autores, no que se refere ao desenvolvimento humano, é possível fazer uma relação entre o trabalho docente e a capacidade de autoaprendizagem.

Construção mental do conhecimento

A Epistemologia Genética de Piaget

Há algum tempo, tenho incluído em minhas conferências aspectos gerais sobre a Epistemologia Genética de Piaget. Em uma dessas ocasiões, fazia uma conferência de abertura para pais e novos estudantes de uma escola médica. Ao comentar a necessidade de serem mais proativos na construção do conhecimento e que a Escola Moderna busca os perguntadores, e não os respondedores, indaguei se algum dos presentes já havia ouvido falar em Piaget. Não obtive respostas e resolvi não constranger os presentes, já que havia muitos docentes acompanhando.

Não sou um profundo conhecedor de Piaget. Participei de um grupo na pós-graduação que discutia exclusivamente Piaget. Um chamado e reconhecido grupo piagetiano. Contudo, como docente e interessado diretamente no assunto, já que me denomino "professor", tenho buscado cada vez mais sobre a teoria de Piaget e sua aplicação. É uma teoria complexa e profunda, detalhadamente pesquisada. Penso, no entanto, que todos os que estão professores deveriam conhecer os conceitos básicos da construção do conhecimento segundo a teoria piagetiana.

Os estudos de Jean Piaget foram fundamentais para o avanço das pesquisas acerca do entendimento do desenvolvimento do ser humano. Ele foi capaz de unir seus conhecimentos da área biológica com uma capacidade observacional nunca antes vista, o que também inspirou outros profissionais, como psicólogos, pedagogos, médicos e educadores, a observarem como se dá o processo de ensino-aprendizagem de maneira produtiva e eficiente.

Sua principal teoria refere-se à maneira pela qual o conhecimento surge no ser humano e como é processado por ele. Ou seja, sua principal pergunta foi: como o ser humano aprende? Essa teoria, hoje tão amplamente difundida, denominou-se *Epistemologia Genética de Piaget*. Ela procurou explicar como os processos cognitivos e biológicos se associam para a construção do conhecimento e, portanto, do aprendizado.

Segundo o autor, para que esse processo ocorra, os organismos devem estar em homeostase, ou seja, em equilíbrio. Com base nisso, outros conceitos foram agregados: organização, esquema e acomodação.

A organização, segundo Piaget, refere-se a dois aspectos: o primeiro é a capacidade natural auto-organizativa da própria estrutura mental; e o segundo, a maneira pela qual essa estrutura é mobilizada e interage com a realidade.

> [...] todo ato inteligente pressupõe algum tipo de estrutura intelectual, algum tipo de organização dentro da qual ocorre. A apreensão da realidade sempre envolve relações múltiplas entre as ações cognitivas e os conceitos e os significados que estas ações exprimem.
> *(Flavell, 1986, p. 46)*

O conceito de Esquema foi amplamente utilizado por ele e referiu-se à existência de estruturas mentais sequenciais, que funcionam de modo inter-relacionado e são requeridas na construção e na reconstrução dos conhecimentos cognitivos. E ainda:

> Um Esquema é uma estrutura cognitiva que se refere a uma classe de sequências de ação semelhantes, sequências que constituem totalidades potentes e bem delimitadas nas quais os elementos comportamentais que as constituem estão estreitamente inter-relacionados.
> *(Flavell, 1986, p. 53)*

Para que um novo esquema se concretize, faz-se necessária a assimilação, ou seja, a capacidade do organismo de incorporar objetos da cognição à sua estrutura cognitiva preexistente, elaborando uma nova estrutura.

Para Piaget, um dos exemplos de comparação referiu-se à capacidade digestória do organismo humano. Um alimento, para que seja assimilado pelo organismo, é desconstruído durante a digestão em suas unidades fundamentais (moleculares), para, posteriormente, ser utilizado na nova estrutura. A quebra de proteínas da dieta em aminoácidos acontece após sua ingestão, para que essas substâncias possam ser reutilizadas na construção de novas proteínas durante o processo de biossíntese proteica.

No que se refere ao processo mental, cada nova informação é processada em suas unidades fundamentais, para, depois, ser incorporada em um novo esquema, modificando a estrutura cognitiva preexistente.

> [...] a assimilação é, portanto, o próprio funcionamento do sistema do qual a organização é um aspecto estrutural.
> *(Piaget apud Flavell, 1986, p. 48)*

Quando uma nova informação é processada, faz-se necessária a modificação de esquemas mentais preexistentes. A isto, denomina-se acomodação e ela ocorre como um mecanismo de adaptação, como que uma exigência necessária à incorporação de novos elementos.

> A dúvida é a sala de espera do conhecimento.
> *(Provérbio popular)*

É por isso que os "duvidosos" ("perguntadores") são mais ávidos em construir o conhecimento. Ficam inquietos e, fora de sua homeostase, buscam desesperadamente as respostas que os levem novamente ao estado de equilíbrio. São como elétrons de valência que se encontram desemparelhados (radicais livres), e são, portanto, elevadamente reativos (lembro-me da minha reatividade no aprendizado), podendo reagir entre si em uma dimerização, para formar uma nova molécula com todos os elétrons emparelhados.

Radicais livres podem ser maléficos ao organismo e causar degeneração celular, mas, em contrapartida, também são protetores teciduais. Depende, obviamente, do estado de equilíbrio do organismo no qual estão presentes. O bom professor é aquele capaz de favorecer a manutenção desse equilíbrio, e, nisso, consiste a escolha de ser ou não um bom professor.

Assistindo a uma conferência em uma das edições do Congresso Brasileiro de Educação Médica, ouvi a melhor definição do que é um professor:

Ser professor é ensinar geografia a João.
O que é, então, necessário para ser professor?
É necessário saber *de geografia e saber de João*.

Por isso, a Epistemologia Genética de Piaget é fantástica. Não desconsidera o sujeito e suas vivências prévias. Ao contrário, somente mediante o resgate dos conhecimentos prévios de cada um é que serão organizados, esquematizados, assimilados e acomodados os conhecimentos. E, se forem partilhados entre membros de um mesmo grupo, um novo e mais profundo conhecimento surgirá, porque estará embasado na vivência distinta de muitos. Será a chamada *construção coletiva do conhecimento*.

Piaget (1976) tem a *ação* como palavra-chave de sua teoria. Para ele, todo e qualquer crescimento cognitivo só ocorre a partir de uma ação, concreta ou abstrata, do sujeito sobre o objeto de seu conhecimento. Como efeito, a teoria construtivista de aprendizagem baseada na Epistemologia Genética (Piaget, 1990) tem esse pressuposto como sua pedra estrutural, colocando a ação, ou, mais especificamente, a interação, como requisito fundamental para sua prática. Nesse novo paradigma, o aluno transforma-se de um agente passivo de recepção dos conhecimentos repassados pelo professor em um ser ativo, responsável pelo próprio desenvolvimento. O professor, por sua vez, perde seu posto de detentor e retransmissor do conhecimento e passa a ser aquele que fomenta o desequilíbrio cognitivo do aluno (na busca de um reequilíbrio em um nível cognitivo mais elevado).

> Eu não apenas uso todo o cérebro que tenho, mas todos os que consigo pegar emprestado.
> (Woodrow Wilson)

Piaget considera o grupo um dos fatores fundamentais para a promoção do desenvolvimento cognitivo. O princípio da aprendizagem grupal assegura que o benefício da convivência ofereça conhecimentos que, se sozinhos, não seriam alcançados. Entretanto, para que isso se efetive, é necessário que o sujeito desenvolva capacidades colaborativas, com respeito mútuo às diferenças e à expressão de ideias.

Trabalhar em grupo não é tarefa fácil para os professores e, historicamente, no Brasil, a aprendizagem não está assim estruturada. Em relação aos cursos de Medicina, o preconizado, do ponto de vista regulatório para a infraestrutura, é a existência de salas de aula para até 50 estudantes por professor.

Quando um trabalho é proposto para um pequeno grupo, ele ocorre sem nenhum referencial teórico, e o grupo criado, geralmente, é formado por afinidades, sem nenhuma regra predefinida.

Formação dos grupos

Grupos operativos: Pichon-Rivière

Tenho constatado o quanto é difícil trabalhar em pequenos grupos. Na verdade, não fui preparado para ser esse tipo de professor. Quando fui estudante, entendi que o trabalho em grupo era uma atividade sem a presença do professor. Na Aprendizagem Baseada em Problemas (ABP), isso se modifica. Muitos professores me indagam qual deve ser sua função no grupo. Como se comportar? É como se o professor ficasse desnudo à frente de seus estudantes. Desnudo de conhecimento, de atitude. Enfim, pequenos grupos remetem à necessidade de entender a dinâmica grupal. Como o grupo se relaciona e como deve ser a postura docente. Isso é fundamental para o sucesso do programa. Muitos referenciais teóricos podem ajudar nesse entendimento. Entretanto, para mim, a vivência do referencial de grupo operativo, descrito por Pichon-Rivière (1998), tem sido fundamental para o desenvolvimento da atividade.

Grossmann e Kohlrausch (2006) descrevem que os seres humanos buscam a construção de uma identidade pela identificação individual, grupal e social. Ou seja, desde que nascemos, estamos expostos às relações sociais e, portanto, só existimos em virtude delas.

Segundo Freire (2003), a família é o nosso grupo primário, e os grupos de trabalho, de amigos, as instituições etc. são os grupos secundários. Nesses grupos, todos desempenham papéis específicos, que são mantidos e ou reelaborados ao longo da vida do grupo, podendo, algumas vezes, cristalizar-se ou serem estereotipados em razão de sua dinâmica.

Assim, todo grupo tem suas particularidades e a função do professor é a de identificar e facilitar um mesmo trabalho a pessoas de origens e culturas diferentes. Sempre me perguntam dos meus exemplos de trabalho grupal. Entretanto, em primeiro lugar, prefiro discorrer sobre a formação de um grupo muito especial, conhecida por muitos.

Os Evangelhos descrevem o início da vida pública de Cristo, com a criação de um grupo de seguidores. Estes, inicialmente, aprenderam com Ele, para, posteriormente, propagarem o caminho da sinalização do Reino de Deus. Esse grupo de 12 homens era bastante heterogêneo em sua formação. Era formado por pessoas de origem distinta: uns pescadores; outro, cobrador de impostos; outros, revolucionários etc. Seus nomes foram mencionados com detalhes:

> Simão, a quem deu o nome de Pedro; Tiago, filho de Zebedeu, e João, seu irmão, aos quais deu o nome de Boanerges, que significa "filhos do trovão"; André; Filipe; Bartolomeu; Mateus; Tomé; Tiago, filho de Alfeu; Tadeu; Simão, o zelote; e Judas Iscariotes, que o traiu.
>
> *(Marcos 3:16-19)*

Ao observarmos esse trecho, podemos ressaltar algumas características que são comuns aos grupos do processo tutorial na ABP. O primeiro deles é o fato de que esse é um grupo pequeno, formado por 12 pessoas. É, também, um grupo heterogêneo, pois é formado por pessoas com características diferentes e, fundamentalmente, todos eram chamados pelo nome. O grupo tem tarefas e objetivos a alcançar.

Durante minha formação acadêmica, rapidamente, percebi que não seria conhecido pelo nome por todos os meus professores. Muitos deles estavam por demais ocupados para decorar tantos nomes. Eu seria apenas mais um. Para ser conhecido pelo nome, deveria diferenciar-me dos demais ou por notas boas ou por notas ruins. Nós, professores, conhecemos os estudantes ruins e os excelentes. Os demais são a média sem nome.

Para que o trabalho em grupo possa ocorrer efetivamente, é necessário que o professor conheça os seus estudantes, inclusive pelo nome! Saber que eles vêm de locais diferentes, com culturas distintas, e que cada um, a seu modo, irá colaborar para a construção de um conhecimento individual e coletivo.

Além disso, no grupo formado por Jesus, percebemos diversos tipos de atuação. O líder, caracterizado pela figura de Pedro; o incrédulo, por Tomé; o traidor, incorporado por Judas

Iscariotes. Mas, à sua maneira, todos desempenharam papéis importantes para a realização da promessa divina da salvação.

Os grupos atuais não são diferentes. Durante o tempo de duração desses grupos, haverá pessoas diferentes assumindo e desempenhando papéis distintos, e elas serão importantes para o processo de ensino-aprendizagem.

Para Pichon-Rivière (1998), um grupo é formado por um conjunto de pessoas que partilham as mesmas necessidades e se reúnem em torno de uma mesma tarefa, um objetivo comum, no qual os participantes são diferentes e exercitam sua comunicação, sua opinião, seu silêncio, defendendo seu ponto de vista.

> No grupo, o indivíduo constrói sua identidade introjetando o outro dentro de si, ou seja, mesmo quando uma pessoa está longe posso chamá-la em pensamento ou mesmo todo conjunto. Assim, o sujeito constrói sua identidade na sua relação com o outro, estando povoado de outros grupos internos, de forma que todos esses integrantes do nosso mundo interno estão presentes em nossas ações.
> *(Freire, 2000, p. 162)*

Portanto, são considerados grupos operativos aqueles em que os participantes têm uma tarefa a ser desempenhada com finalidades e propósitos próprios. Como toda ação de mudança gera ansiedade, o desempenho de papéis específicos foi classificado por Pichon-Rivière em *depositado*, *depositário* e *depositante* (Osório, 2003).

Depositado é algo que o grupo ou um indivíduo não pode assumir em seu conjunto e o coloca em alguém, que aceita. *Depositário* é aquele em que é projetado, descarregada a debilidade familiar, ele assume o doente, o frágil, e assim os demais se sentem fortes e sadios, pois o problema está nele. *Depositantes* são todos aqueles que colocam para fora que depositam no depositário.
(Freire, 2000 apud Alves e Cunha, 2010, s.p.)

Além disso, Pichon-Rivière (1998) classificou papéis de liderança e de resistência na constituição de um grupo: líder de mudança, líder de resistência, bode expiatório, representantes do silêncio e porta-voz.

Se o líder de mudança, como o próprio nome diz, é o responsável por levar o grupo à frente para alcançar os objetivos, o líder de resistência responsabiliza-se por frear o grupo, impedindo que este avance. Esses papéis são importantes e devem coabitar, para que o grupo não saia de modo acelerado pelo estímulo da mudança, nem se torne estagnado pela inércia da resistência.

Ainda segundo Pichon-Rivière (1998), faz-se necessária a presença do bode expiatório, que assumirá todos os fracassos do grupo, aliviando medos e culpas, e o representante do silêncio, que, ao manter-se nessa posição, estabelece um tipo de comunicação ao obrigar os outros a falarem. Como não poderia deixar de ser, o porta-voz, como o próprio nome diz, é quem denuncia todas as ansiedades e todos os conflitos, gerando nos demais membros um reflexo daquilo que está sendo expresso.

Após uma capacitação de docentes para a ABP, um professor me disse que não se sentia preparado para trabalhar em grupo com esse tipo de referencial. *"Preciso tornar-me psicólogo?"*, perguntou-me. Esclareci que esses grupos não se configuram como grupos psicanalíticos e não devem sê-lo em hipótese nenhuma. Ao contrário, o referencial de grupo operativo apresenta-se como uma ferramenta ao professor, para que ele perceba o movimento grupal e, por meio dessas observações, consiga ajustar e facilitar a realização das tarefas. Com o passar do tempo e a vivência de vários grupos, percebe-se o quão mais facilmente é possível caracterizar papéis e facilitar o trabalho com menos conflitos.

> O mestre deve ter o cuidado de não deixar despertar, em seu discípulo, poderes que estarão fora do seu controle.
> *(Silva, 2011, s.p.)*

Recentemente, vivenciei um grupo com papéis bastante claros. Percebi, de início, um grupo dividido em dois, e, após três encontros, pude perceber que se sentavam (quase que aninhados) sempre nos mesmos lugares. Então, antecedendo-me à realização da reunião mudei a conformação do grupo ao trocar o meu assento. Faziam parte desse grupo estudantes interessados e produtivos nas tarefas, bem como outros que manifestavam bastante resistência na realização daquilo que era proposto. Alguns papéis se destacavam particularmente: o *líder de resistência*, que mostrava grande ascensão sobre os demais; o *bode expiatório*, assumindo todos os insucessos; o porta-voz tímido e receoso de uma grande exposição no grupo; alguns *silenciosos*, como que esperando uma oportunidade segura para manifestarem seus desejos. O líder de resistência determinava o andamento das tarefas segundo seus desejos e sempre se encontrava protegido por todos em relação às suas escolhas. Quando algo não acontecia corretamente, o bode expiatório assumia a responsabilidade pelo insucesso, e, imediatamente, era "afagado", "protegido" pelo líder de resistência, mesmo que fosse apenas por meio de um olhar de concordância. Afinal de contas, não raro encontramos esse tipo de comportamento, em que estar ao lado do líder e agradá-lo pode favorecer a vivência no grupo.

> O servo prudente goza do favor do rei, mas o que procede indignamente é objeto do seu furor.
> *(Provérbios 14:35)*

Identificados os papéis, passei a agir de modo a reverter essa situação, visando aperfeiçoar o trabalho. Meu foco foi o de mostrar ao grupo durante os processos avaliativos, ao final de cada sessão tutorial, que as escolhas do líder nem sempre estavam adequadas. A reação inicial foi de defesa por parte de alguns, mas senti que esse movimento abriu a possibilidade de aqueles que se comportavam de modo silencioso (sem tomar partido) começarem a falar, uma vez que se sentiram fortalecidos e protegidos (mediante minha verbalização) a se manifestarem. Rapidamente, apareceu, de maneira mais consistente, a figura de um *líder de mudança*, alguém que, com entusiasmo, contrapôs-se ao líder de resistência. Passamos, então, a um estado de equilíbrio. Resistência e liderança em harmonia, garantindo que os outros papéis (bode expiatório, porta-voz e representante do silêncio) quase não fossem exigidos, e, quando necessário, colocando-se de modo a buscar, com mais efetividade, a conclusão das tarefas. É importante dizer que, em um grupo equilibrado, os papéis tendem a flutuar, e, não raras vezes, uns assumem os papéis que outrora foram desempenhados por outros, propiciando uma vivência salutar durante o tempo em que o grupo estiver configurado.

Construção de casos na aprendizagem baseada em problemas

Ao participar da implantação da Aprendizagem Baseada em Problemas (ABP) em várias escolas, uma das questões mais perguntadas por aqueles que se responsabilizam pela mudança refere-se à "construção dos casos" que serão trabalhados pelos estudantes nos pequenos grupos durante o processo tutorial. Minha vivência em várias escolas revelou a diversidade de entendimento desse aspecto, que é fundamental para o aprendizado e, consequentemente, para o sucesso do programa.

Afinal de contas, "casos" podem ser construídos? Essa é, muitas vezes, uma pergunta sem resposta. Isso, porque ainda não se tem clareza do que estamos falando quando se trata da aplicação da ABP nas mais diferentes formas de implantação em todo país. Existem várias denominações para o que inicialmente chamamos de "caso": história, história clínica, problema, problema real, problema de papel etc.

O que percebemos é que, independentemente da denominação, todos concordam sobre a importância dessa fase. Aliás, em muitas escolas, percebemos que ela se constitui em um ponto de conflito entre docentes, uma vez que passa a ser um espaço de disputa de poder para alocar os conteúdos das disciplinas e, assim, garantir o máximo possível de tempo para a disciplina em questão.

Essa ansiedade de garantir conteúdos programáticos demonstra que ainda em muitas escolas a concepção do que é de fato a ABP está longe de ser compreendida pelos professores. Revela-se, assim, apenas um método "tradicional", travestido de "inovador". Entretanto, entendemos que essa dificuldade está estritamente ligada à necessidade de apresentar aos estudantes "casos" que possam despertá-los *a aprender a aprender* sobre a realidade dos pacientes, e não sobre o desejo dos professores.

Assim, indagado sobre "receitas" de como "construir casos", fico estimulado a sistematizar minha experiência que, após anos de tentativas, acertos e erros, mostra um caminho já trilhado que pode ajudar aqueles que desejam experimentar uma nova maneira de ensinar e de aprender.

Por uma questão semântica usual na maioria das escolas, mantenho a denominação "construção de caso" como a expressão que denomina o trabalho de sistematização de situações que são apresentadas aos estudantes.

Antes da "receita", se é que ela existe, retomo alguns referenciais teóricos que suportam a utilização dessa estratégia com coerência à implantação da ABP.

Construção do caso

A palavra *caso*, em latim, *cadere*, significa "cair".

Diz o ditado que "quem conta um conto aumenta um ponto". Eis aí a primeira das dificuldades quando se fala em "construção" de casos. O termo *construção* é diferente de *interpretação*. Considerando que a aprendizagem significativa se dá com base na realidade, quando o professor descreve o caso colocando nele a sua interpretação, passamos a ter a história do professor, e não o caso da realidade. Assim, a construção deve ser um arranjo fiel dos elementos do discurso e quem fará a interpretação colocando o seu olhar e, consequentemente, seu grau de subjetividade é o estudante. Essa construção possibilitará um maior alcance dos objetivos educacionais presentes na história.

> [...] ir para fora de uma regulação simbólica; encontro direto com o real. Assim, "construção de caso" é a organização dos fatos reais de uma pessoa, minimizando o máximo possível a subjetividade do olhar atento daquele que a transcreve.
> *(Viganò, 1999, p. 51)*

Para que isso ocorra, é necessária atenção quanto aos aspectos clínicos utilizados por muitos professores por ocasião da organização de seus casos. Muitos deles acabam por utilizá-los como já o fazem costumeiramente na elaboração das chamadas *anamneses clínicas*. A palavra *clínica* vem do grego *kline* que significa "leito". Portanto, o sentido da anamnese clínica é debruçar-se sobre o leito do doente e descrever o que acontece em detalhes, sem deter-se apenas aos antecedentes familiares, à história pregressa, aos sinais e aos sintomas, aos exames complementares, à conduta. Ou seja, a construção de um caso clínico deve ser a reorganização dos dados observados e dos dados ditos pelo paciente que "caem" durante a abordagem, que não pode ser contaminada por uma análise do discurso, que, tendenciosamente, todos os ouvintes costumam realizar.

Assim, a abordagem do caso clínico deve ser cuidadosa, uma vez que ele é derivado da fala (em latim, *parole*) e tem a dimensão do enunciado (os ditos) e da enunciação (o dizer). Isso, porque o caso não é o sujeito, mas uma reelaboração dos elementos que observamos de seu discurso, o que pode permitir uma análise subjetiva de quem os ouve.

Por isso, a construção respeitando essas falas é essencial na sua construção, uma vez que quem o ler conseguirá entrar na história, colhendo, por meio de seu próprio olhar, os elementos necessários ao aprendizado. Manter falas e discursos aproxima mais o caso da realidade.

> Todas estas coisas falou Jesus às multidões por parábolas, e sem parábolas nada lhes falava; para que se cumprisse o que foi dito pelo profeta: Abrirei em parábolas a minha boca; publicarei coisas ocultas desde a fundação do mundo.
> *(Mateus 13:34-35)*

Podemos novamente aludir ao grupo dos doze, caminhando com Cristo em meio às multidões, enquanto este ensinava por meio de parábolas. Vale ressaltar que, apesar da definição, as parábolas contadas sempre retrataram o modo de vida, a cultura e as crenças das pessoas que Lhe ouviam.

História ou caso?

Existe diferença entre "história" e "caso"?

Uma das áreas da ciência que interessantemente conseguiu estabelecer essa distinção foi a da Saúde Mental. Para esta, a "história" é um relato rico em detalhes, cenas e conteúdos. Já o "caso" é o produto final da extração das observações durante uma abordagem e/ou um tratamento.

O segredo, para alguns, parece não ser nem tanto ao céu, nem tanto à terra. Ou seja, uma história pode tornar-se enfadonha se for detalhada em demasia e um caso pode tornar-se inexpressivo se apresentar-se reducionista.

Na ABP, percebemos que essa denominação pode ser apenas uma questão semântica (Ferreira, 2009):

- *História*: sf (*gr história*) Narração ordenada, escrita, dos acontecimentos e atividades humanas ocorridas no passado;
- *Caso*: sm (*lat cāsus*) Acontecimento, fato, ocorrência.

Entendemos que, independentemente de chamarmos de *história* ou de *caso*, o importante é que possa haver uma conjunção de fatores se considerarmos as definições. Assim, a história deve tornar-se um caso e o caso não deve prescindir da história. Quando isso acontece, muitas vezes, acaba-se por criar situações de difícil manejo. Entramos na vida das pessoas e muitos acreditam que não é necessário "um nível profundo de detalhes" para possibilitar o aprendizado. Concluímos, após anos de experimentação, que se apreende melhor por meio da reflexão da realidade e, apesar da importância dos relatos, que trazem muita subjetividade quando estruturados pelo professor, melhor será que cada estudante, trazendo suas vivências pregressas e desejos, possa aprender a transformar o seu próprio olhar por meio da verdade que lhe é apresentada.

Sistematização de problemas

> As qualidades e virtudes são construídas por nós no esforço que nos impomos para diminuir a distância entre o que dizemos e fazemos.
> *(Freire, 1996, p. 72)*

Eis o segredo de um bom problema: não guardar a mínima distância entre o que se faz e o que se coloca no papel. Assim, prefiro chamar de *sistematização de problemas*, que significa "organizar de forma coerente", em vez de utilizar-me do termo elaboração, ou seja, "preparar, realizar".

Considerando, portanto, que é necessário organizar coerentemente aquilo que será apresentado, faz-se necessária a apresentação de algumas regras que auxiliam na manutenção de um princípio essencial na ABP: apresentar os conteúdos em pequenas doses, respeitando-se o grau de complexidade e a autonomia do estudante no período do curso em que se encontra.

Os principais aspectos a serem observados serão discutidos nas seções seguintes.

Os problemas devem surgir da realidade vivida

Este princípio está relacionado com a aprendizagem significativa. Conforme apresentada anteriormente, a construção do conhecimento ocorre com base nos conhecimentos prévios. Portanto, quando o aluno já se aproximou da realidade do problema, será mais provável que ele consiga perguntar sobre ela.

Um dos primeiros autores a trabalhar o conceito de aprendizagem significativa foi David Ausubel, em seu livro de 1963, *The psychology of meaningful verbal learning*.

Posteriormente, Joseph Novak, em seus trabalhos, demonstrou uma variação do foco do ensino do modelo *estímulo → resposta → reforço positivo* para o modelo *aprendizagem significativa → mudança conceptual → construtivismo* (Novak, 1983).

Segundo Moreira (1999, p. 55):

> [...] a aprendizagem significativa é um processo por meio do qual uma nova informação relaciona-se, de maneira substantiva (não literal) e não arbitrária, a um aspecto relevante da estrutura de conhecimento do indivíduo.

A aprendizagem significativa, desse modo, relaciona-se com o conceito de construção do conhecimento, anteriormente apresentado, e ocorre quando a nova informação se agrega a conceitos relevantes preexistentes na estrutura cognitiva mental.

Segundo Ausubel (1963), estruturas cognitivas são como organizações hierárquicas de conceitos que representam experiências sensoriais do indivíduo. Assim, a ocorrência da aprendizagem significativa implica o crescimento e a modificação do conceito preexistente.

Assim, partindo de um conceito geral (já incorporado), o conhecimento pode ser construído ao ligar-se com novos conceitos, possibilitando a compreensão das novas informações, o que atribui significado real ao conhecimento adquirido.

Os problemas devem considerar o perfil de morbimortalidade da região na qual se encontra o curso

Se a sistematização do problema obedece à realidade vivida, é necessário dizer que os assuntos a serem abordados devem ser os mais prevalentes e que se configuram, portanto, no perfil de morbimortalidade da região. Atualmente, não é possível ensinar tudo a todos. Os conhecimentos nas áreas da Medicina e da Saúde crescem vertiginosamente a cada dia. Com a promulgação das Diretrizes Curriculares Nacionais (DCNs), o perfil do egresso esperado para a totalidade das escolas é o de generalista. Isso angustia os professores.

Certa vez, discutindo a relevância dos conteúdos a serem apresentados em um curso de enfermagem, perguntei aos professores qual seria o conteúdo estrito de memória que deveria estar contido nos problemas. Alguns deles me recitaram uma lista de conteúdos sem fim. Então, qual deve ser o critério de inclusão de conteúdos em cursos cada vez mais limitados, temporalmente falando? Penso que, quanto mais próximos ao processo de trabalho estejam relacionados os conteúdos, mais efetiva será a aprendizagem. Assim, depois de muita reflexão, uma professora me disse: *"Na minha área de atuação, o calendário vacinal é um conteúdo de memória"*. A professora, dessa maneira, ajudou-nos a compreender algo valioso: para exercer uma atividade específica da profissão, determinados conteúdos passam a ser relevantes.

Não quero, com essas considerações, propor que a formação generalista esteja tão somente ligada aos processos de trabalho. Certa vez, um professor, ao ouvir essa minha colocação, perguntou-me se eu apregoava uma formação neoliberal de recursos humanos na área da Saúde. A resposta foi a de que sua interpretação estaria correta se minhas palavras fossem apreendidas "ao pé da letra". Ao contrário, respondi que um professor conhecedor dos processos de trabalho é capaz de definir, após um estudo minucioso, dedicação e tempo, o que pode ou não fazer com o conteúdo programático. Não é apenas diminuir ou subtrair conteúdos e ser capaz de explicar por que eles devem ser oferecidos aos estudantes. Essa explicação deve levar em conta a prevalência, a área de atuação, a autonomia, a complexidade e o significado.

> Se quiser derrubar uma árvore na metade do tempo,
> passe o dobro do tempo amolando o machado.
> *(Provérbio popular chinês)*

Portanto, a atuação docente passa, necessariamente, por esse período de reflexão dos processos de trabalho. Muitos professores tornam-se estritamente acadêmicos e passam a acreditar que somente a academia, cercada com seus muros e conhecimentos, basta.

Afinal de contas, qual o propósito de ensinar conteúdos que jamais serão utilizados na vida profissional? Precisamos formar pensadores, profissionais que sejam capazes de continuar a aprender a aprender pelo resto da vida.

> É fazendo que se aprende a fazer
> aquilo que se deve aprender a fazer.
> *(Aristóteles)*

Os problemas devem considerar todas as disciplinas do período, a fim de integrá-las, visando à interdisciplinaridade

Muito se fala acerca de interdisciplinaridade, afinal de contas, ela é um indicador de qualidade nos processos regulatórios do ensino superior. Assim, o que mais ouço falar quando visito escolas é da interdisciplinaridade. Vejam bem, *ouço falar*. Pouco constato existir. E não encaro isso como uma fragilidade individual. Ao contrário, mais que ninguém, nesses últimos anos, percebo o quanto as escolas estão distantes disso. Integrar disciplinas não é algo fácil de fazer e, quando se consegue implantar alguma modificação, ela está mais para o papel do que para a realidade.

Fui convidado algumas vezes para coordenar modificações curriculares em algumas escolas da área da Saúde. Trabalho difícil e desafiador. Sempre concebi que a integração deve ocorrer efetivamente na cabeça dos estudantes mais que no plano de estudos dos professores. Partindo dessa premissa, considero que isto só se dará efetivamente se o estudante vivenciar as estratégias curriculares sistematizadas pelos docentes com tempo livre o suficiente para reorganizá-las e, aí sim, integrar os conhecimentos obtidos.

Isso passa necessariamente pela redução substancial dos conteúdos de cada disciplina. Nunca vivenciei com tranquilidade a redução de conteúdos em nenhuma das escolas nas quais estive. Os professores não querem abrir mão de seus conteúdos. Ao contrário, precisam sempre de mais tempo para poder inserir ainda mais conteúdos.

Por isso, a ABP é uma estratégia fantástica, se bem realizada. Digo isso porque não encontrei, até hoje, uma maneira melhor de realizar integração interdisciplinar que não seja efetivamente utilizando o estudo dos problemas.

A interdisciplinaridade deve ter sempre um mesmo disparador e o problema tem essa capacidade de apresentar ao estudante a abordagem de distintas disciplinas em um mesmo momento. Entretanto, muitas vezes, o problema não consegue abordar assuntos de todas as disciplinas, alguns professores acabam forçando esse aspecto e acabam criando um "monstro". Ou seja, o problema fica cheio de arestas e de difícil compreensão pelos estudantes.

Assim, é necessário que o problema apresentado seja trabalhado antes por cada professor de cada disciplina do período, para que os docentes possam opinar acerca dos conteúdos contemplados.

A articulação dos conhecimentos nas séries iniciais do curso deve ser básica/clínica

O modelo flexneriano de formação vigente no Ensino Médico e na área da Saúde, durante muitos anos, e até hoje, separou o ciclo básico do clínico. Para muitos professores e escolas, ainda é necessário ensinar as chamadas "cadeiras básicas da ciência" para, depois, introduzir a clínica e os processos de trabalho. Evidentemente, aprender o funcionamento normal do organismo e suas respostas aos agressores internos e externos é fundamental para conseguir-se caminhar num nível de complexidade e de autonomia. Entretanto, sabemos que não é mais possível separar uma coisa da outra.

Na ABP, existe essa possibilidade de articulação durante todo o tempo. Assim, nas séries iniciais, pretende-se que o estudante, ao entrar em contato com a área clínica por meio dos problemas, possa sentir-se motivado a estudar as cadeiras básicas para realizar essa articulação. Os problemas, portanto, apesar de abordarem temas clínicos, devem fazê-lo de modo a não sobrepor esses conteúdos aos básicos necessários ao seu entendimento. Uma maneira de fazê-lo é garantir que, nas séries iniciais, haja sempre a presença do diagnóstico, para que os estudantes não tenham a necessidade da resolução clínica do problema nessa fase. Todo exame, físico e clínico, apresentado deverá conter os valores de referência, que, por sua vez, deverão estar contidos tão somente na proporção que facilite ao estudante a articulação das ciências básicas.

Espera-se que isso possa ocorrer de maneira gradativa, de modo que, com o desenrolar do curso, a articulação passe a ser clínica/básica.

Os problemas devem sempre conter aspectos biopsicossociais

A sistematização de problemas estritamente clínicos e biológicos pode fazer que os estudantes não tenham condições de realizar a abordagem biopsicossocial. Sabemos que os problemas de saúde são complexos e multideterminados e que o exercício dos processos de trabalho, por causa do mundo moderno, exige esse tipo de abordagem.

Nisso, reside uma das principais dificuldades da sistematização dos problemas. Na maioria das vezes, o psicossocial acaba se tornando um apêndice no final, tornando forçada e quase impossível a abordagem dessas áreas. Assim, para facilitar a sistematização, é importante que o problema apresentado retrate o processo de trabalho, e será mais fácil se for apresentado com os diálogos entre o médico e o paciente.

Nessa sistematização, também é necessário que os profissionais das áreas de Psicologia e Sociologia possam participar e opinar sobre os conteúdos de suas especialidades.

Abro aqui um espaço para comentar algo que, diversas vezes, coloca em risco um currículo desenvolvido nos princípios da ABP: o fato de que, muitas vezes, alguns professores assumem a sistematização das estratégias pedagógicas e sentem-se donos de todas as áreas do conhecimento.

Certa vez, participando de uma reunião, presenciei algo interessante. Um grupo de docentes discutia a inclusão de conteúdos em um problema. A questão era se os conteúdos de Psicologia deveriam ou não ser abordados naquele problema. Enquanto o professor argumentava ser precoce a abordagem, em razão do momento do curso em que os estudantes se encontravam, um professor de outra área o interrompeu e afirmou que aqueles conteúdos eram bastante simples, bastando aos estudantes uma abordagem superficial. Não preciso dizer o desconforto e o clima desagradável que se estabeleceu, impedindo a continuidade dos trabalhos.

> Dai, pois, a César o que é de César,
> e a Deus o que é de Deus.
> *(Mateus 22:21)*

Essa expressão bíblica é muito utilizada no dia a dia e pode ser de grande valia quando buscamos entendê-la no contexto em que ela está contida. Segundo o texto, os fariseus buscavam, a todo custo, uma maneira de encontrar em Jesus motivos que o levassem a uma condenação. Assim, sabendo que Cristo estava próximo, enviaram seus discípulos, em companhia dos herodianos, para enredá-lo. Disseram-lhe eles:

> Mestre, sabemos o quanto és Justo e que ensinas o caminho de Deus pela verdade, sem levares em conta a quem quer que seja, porque, nos homens, não consideras as pessoas. Dize-nos, pois, qual a Tua opinião sobre isto: É-nos permitido pagar ou deixar

> de pagar a César o tributo? Jesus, porém,
> que lhes conhecia a malícia, respondeu: Hipócritas,
> por que me tentais? Apresentai-me uma das moedas
> que se dão em pagamento do tributo. E, tendo-lhe
> eles apresentado um denário, perguntou Jesus: De
> quem são esta imagem e esta inscrição? – De César,
> responderam eles. Então, observou-lhes Jesus: Dai,
> pois, a César o que é de César, e a Deus o que é de
> Deus. Ouvindo-o falar dessa maneira, admiraram-se
> eles da sua resposta e, deixando-o, se retiraram.
> *(Mateus 22:15-22)*

Nesse trecho, podemos inferir dois conceitos importantes: o de ética e o de moral. Se a ética determina, "Dai, pois, a César o que é de César", em contrapartida, a moral aconselha: "e a Deus o que é de Deus".

A resposta pode, também, ser entendida como o princípio norteador de fazer ao outro o que gostaríamos que fosse feito conosco.

Desse modo, quanto mais forem respeitados os limites de cada professor em sua área de conhecimento, melhor serão sistematizados os problemas e mais efetivos os docentes serão no alcance dos objetivos propostos.

Perfil dos tutores

A palavra *tutor* deriva-se do latim *tūtor, ōris* e significa "guarda", "defensor", "protetor", "curador" (Houaiss, 2001), ou seja, aquele que exerce uma tutela, ampara, protege, defende, que é o guardião. Esses diferentes significados dependem da forma e da área em que a palavra está sendo utilizada.

Na ABP, emprega-se a palavra *tutor* aos professores que participam das atividades de discussão de problemas chamadas *tutoria* ou *ciclo pedagógico*, dependendo da escola. Penso ser propícia a denominação, já que, nesse momento, o professor deixa de ser o "sabichão" para ser aquele que, de fato, facilita e, de alguma forma, ampara, protege e defende a construção do conhecimento de outro modo: seguindo os passos do processo tutorial.

Para tornar-se tutor, não basta simplesmente trocar a denominação. Antes de tudo, é necessária a troca de postura, que é uma mudança pessoal na maneira de ser professor.

Muitos professores afirmam não ter perfil para tornarem-se tutores. Outros me perguntam: *"Quais são as características desejáveis de um tutor?"*.

Penso que é muito difícil traçar perfis, mas a resposta que sempre me vem à mente é a de que o professor deve estar resiliente às mudanças.

Nos dias atuais, sobretudo no que se refere ao desenvolvimento dos recursos humanos, passou-se a utilizar a palavra *resiliência*. Esse termo é originário da Física e da Engenharia, e significa a capacidade máxima de um material de suportar tensão sem se deformar de maneira permanente. Quando essa palavra é empregada a pessoas, ela indica a habilidade de voltar ao estado normal de saúde ou de espírito após períodos de doenças ou dificuldades de qualquer tipo. Ou seja, algumas vezes, podemos nos comportar de modo invulnerável às adversidades.

> As mudanças nunca ocorrem sem inconvenientes,
> até mesmo a mudança do pior para o melhor.
> (Hooker)

Portanto, essa mudança de postura não é algo fácil de acontecer, considerando que passamos anos de nossas vidas aprendendo de maneira diferente da atualmente proposta pela ABP.

A Figura 5.1, a seguir, exemplifica essas fases da mudança, pelas quais, invariavelmente, todos aqueles que desejarem tornar-se tutores passarão.

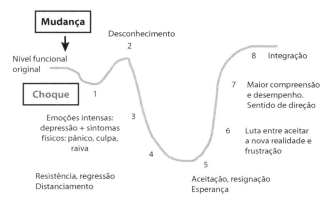

Figura 5.1 – Variações dos níveis funcionais de comportamento frente a processos de mudança.

A maneira como cada um irá lidar com essas fases e esses sentimentos é que propiciará, no final, a construção de um grupo de tutores que esteja preparado para assumir a tarefa de facilitar o processo de ensino-aprendizagem.

Além disso, outros aspectos devem ser considerados nesse chamado perfil do tutor, que são:

- conhecer profundamente o método pedagógico que está sendo utilizado (ABP/problematização);
- conhecer e dominar os recursos disponíveis (bibliográficos, audiovisuais, laboratoriais, assistenciais);
- ler previamente os problemas e os objetivos de aprendizagem dos problemas, esclarecendo o guia do tutor;
- participar das reuniões com a coordenação para esclarecer as dúvidas antes do início das atividades tutoriais;

- conhecer previamente os estudantes que farão parte do grupo, seus pontos positivos e negativos e seu desempenho em grupos anteriores;
- o tutor não deve dar aula sobre o tema ou os temas dos problemas, ao contrário, deve facilitar a discussão, de modo que todos possam identificar o que precisam estudar;
- favorecer a elaboração de objetivos de aprendizagem a partir dos conhecimentos dos estudantes sem intimidá-los;
- estimular a construção de uma vivência grupal com confiança e respeito, favorecendo o bom relacionamento;
- solicitar as referências bibliográficas consultadas durante a busca de informações;
- avaliar as atividades com critério e exigir que os alunos também o façam.

Ao atentar-se a essas recomendações, o professor terá condições de iniciar seu trabalho como tutor, e, ao vivenciar os pontos descritos, ele irá se adaptando a essa nova realidade docente.

6 Perfil dos estudantes

> Eu não caibo mais nas roupas que eu cabia,
> Eu não encho mais a casa de alegria.
> (...)
> Eu não vou me adaptar, me adaptar
> Não vou me adaptar!
> *(Titãs)*

Durante minhas conferências, sempre abordo o perfil dos estudantes como algo determinante para a realização da Aprendizagem Baseada em Problemas (ABP), considerando que esse tipo de aprendizagem está ancorada nos princípios da educação de adultos.

Evidentemente, os alunos que ingressam hoje nos cursos superiores no Brasil são cada vez mais jovens, e lidar com esse fato torna-se fundamental.

O primeiro passo é considerar as características do que é a adolescência nos aspectos biológicos, psicológicos e sociais.

Do ponto de vista biológico, esses estudantes estão em plena fase de puberdade, na qual ocorrem transformações biológicas, como ereção, ejaculação, menstruação, crescimento de pelos, mudança na voz, aumento dos seios, crescimento da genitália masculina etc.

Com a evolução da sociedade contemporânea, os adolescentes não são mais os mesmos e participam avidamente do mundo dos adultos, transformando-se nos novos convidados desta realidade de consumo e de prazeres.

Essa transformação psicossocial com o meio externo advém das situações vividas, das informações adquiridas e da sexualidade (feminilidade/masculinidade), acarretando mudanças, que, em virtude da puberdade, geram conflitos. Qualquer que seja o contexto sociocultural, a adolescência sempre será uma fase de crise e de desequilíbrio. Na adolescência, o aparelho psíquico (id, ego e superego) está instável, e, ao atingir a estabilidade, é marcada a transição da fase infantil para a adulta.

Essa passagem da fase infantil para a adulta é caracterizada pelos chamados "lutos" (do corpo infantil, do papel e da identidade infantil, do conflito com a bissexualidade infantil), que retratam as perdas inevitáveis antes que se efetive o amadurecimento.

Com o desenvolvimento do corpo e dos caracteres sexuais secundários, a sexualidade adulta se impõe à bissexualidade infantil, fazendo o indivíduo reviver o conflito edipiano, o que culminará na resolução dele na identificação sexual.

Para lidar com esses lutos, o comportamento pode se expressar em agressão; rebeldia; reivindicações intrafamiliares; buscas por modelos de identificação fora de casa (nas músicas, nas religiões, nos seus "ídolos", em suas ilusões e seus sentimentos etc.); formação de grupos ("tribos"), para se fortalecer; mudanças de humor; paixão, que está muito presente nesse período; noção de tempo deturpada.

Todavia, considerando que esses estudantes irão frequentar universidades e será necessário desenvolver com eles um processo de ensino-aprendizagem, a pergunta que se faz é: utilizando metodologias ativas de ensino-aprendizagem na educação de adultos, como lidar com as características da adolescência durante a sua aplicação?

Para isso, acredito que é necessário observar os seguintes aspectos:

- avaliar o adolescente por meio de suas características biopsicossociais e considerá-lo um ser em transformação (aplicar os pressupostos das metodologias ativas de aprendizagem);
- fazer "contratos" com o adolescente, contemplando a forma como se dará a prática profissional (por exemplo: relações interpessoais, como docente-profissional e aluno-docente; ausências; responsabilidade etc.);
- ouvir suas necessidades;
- valorizar suas ideias;
- estabelecer relação empática adolescente-docente.

É importante lembrar que os adolescentes continuarão a ser esses seres em permanente conflito com sua imagem corporal e com os valores da geração precedente. Neste milênio, o adolescente será um indivíduo inteiramente "alfabetizado" pela informática, com um código semiótico, e basicamente preocupado em preservar a natureza da qual extrai não só seu sustento, como, também, sua alegria de viver. Almejam ideias coletivas às individuais e buscam propostas alternativas de vida e atividades que privilegiam o *ser* em lugar do *ter* (Osório, 2000).

O que se aprende na juventude, dura a vida inteira.
(Francisco Quevedo)

Na ABP, observei, durante muito tempo, que os estudantes podem apresentar perfis distintos na fase adaptativa ao método. Alguns são mais passivos e dependentes; outros, agressivos ante o desconhecido; outros têm mudanças de humor e de comportamento; outros, ainda, têm atitudes de enfrentamento perante a autoridade docente. Cabe a nós, professores, como adultos e conhecedores do método *agir com afetividade* nessa relação, e, com maturidade para a tomada de atitudes em comportamentos como esses, facilitar o desenvolvimento da capacidade de aprender a aprender, tornando-os mais ativos e responsáveis na construção do conhecimento.

Se o indivíduo é passivo intelectualmente,
não conseguirá ser livre moralmente.
(Piaget, 1988, p. 61)

Processo tutorial

> Um professor é aquele que se faz
> progressivamente desnecessário.
> *(Thomas Carruthers)*

Já perdi a conta de quantas vezes realizei o processo tutorial na Aprendizagem Baseada em Problemas (ABP), não só como tutor em vários cursos da área da Saúde, mas até em simulações para professores, incluindo de outras áreas do conhecimento, como as Humanas e as Exatas.

De fato, cada vez que me encontro nessa situação, sinto o desafio de realizar essa tarefa: a de silenciar desejos e vontades na construção dos saberes e deixar que estes fluam por si só por meio do trabalho de todo o grupo. Enfim, ensinar menos, facilitar mais e, também, aprender com cada uma dessas situações. Assim, sempre digo aos professores do privilégio em participar desse momento, do aprendizado para cada docente que aceita essa nova maneira de se portar como professor.

É bem verdade que, às vezes, sinto-me incomodado em dizer "nova" maneira de aprender e ensinar. Sei que isso não é novo. Ao contrário, é muito mais antigo do que imaginamos. Apenas nos falta coragem em assumir algo que ainda é desconhecido do ponto de vista terminológico.

Nas universidades, existe a necessidade de que todos os docentes sejam pós-graduados e, em minhas conferências, sempre parto desse ponto: o fato de que todos, de alguma maneira, já experimentaram o método científico. Além disso, retomo um segundo aspecto: todos exercem um processo de trabalho que também, de alguma maneira, segue passos que devem ser obedecidos para a resolução de alguma situação-problema.

Pois bem, é desse contexto que quero partir. Nós, docentes e profissionais, exercitamos todos os dias os passos do processo tutorial na ABP. Eles estão extremamente correlacionados com o método científico e com o exercício profissional. Assim, diariamente, partimos de um problema, perguntamo-nos sobre ele, resgatamos informações prévias, levantamos dúvidas, questionamos, fazemos a busca de novas informações, reconstruímos e aplicamos os novos conhecimentos.

O método na ABP foi estruturado pela primeira vez na Universidade McMaster e, apesar de poder apresentar algumas variações, está assim apresentado (Komatsu e Lima, 2003 apud Tsuji e Aguilar-da-Silva, 2005):

- apresentação do problema (leitura pelo grupo);

- esclarecimento de alguns termos pouco conhecidos e de dúvidas sobre o problema;
- definição e resumo do problema, com identificação de áreas/pontos relevantes;
- análise do problema, utilizando os conhecimentos prévios (chuva de ideias – *brainstorming*);
- desenvolvimento de hipóteses para explicar o problema e a identificação de lacunas de conhecimento;
- definição dos objetivos de aprendizagem e identificação dos recursos de aprendizagem apropriados;
- busca de informação e estudo individual;
- compartilhamento da informação obtida e aplicação na compreensão do problema;
- avaliação do trabalho do grupo e dos seus membros.

Seguindo esses passos adequadamente e observando-se as características já apresentadas anteriormente, será possível constatar a efetividade do processo tutorial como método de ensino-aprendizagem. Digo isso, porque, muitas vezes, os professores mesmo conhecendo os passos que devem ser seguidos não o fazem. Não são capazes de compreender a importância da lógica do método. Descartes (1980, p. 22), em seu texto conhecido como *As regras do método*, escreveu:

> [...] em vez desse grande número de preceitos que constituem a lógica, julguei que me bastariam os quatro seguintes, contanto que tomasse a firme e constante resolução de não deixar uma só vez de os observar. O primeiro consistia em nunca aceitar como verdadeira

qualquer coisa sem a conhecer evidentemente como tal; isto é, evitar cuidadosamente a precipitação e a prevenção; não incluir nos meus juízos nada que se não apresentasse tão clara e tão distintamente ao meu espírito, que não tivesse nenhuma ocasião para o pôr em dúvida. O segundo, dividir cada uma das dificuldades que tivesse de abordar no maior número possível de parcelas que fossem necessárias para melhor as resolver. O terceiro, conduzir por ordem os meus pensamentos, começando pelos objetos mais simples e mais fáceis de conhecer, para subir pouco a pouco, gradualmente, até ao conhecimento dos mais compostos; e admitindo mesmo certa ordem entre aqueles que não se precedem naturalmente uns aos outros. E o último, fazer sempre enumerações tão complexas e revisões tão gerais, que tivesse a certeza de nada omitir.

Portanto, considerando a necessidade de seguir o que está estruturado como método, torna-se necessário conhecer o que se deve observar em cada um deles.

No primeiro passo, o tutor deve facilitar a aproximação ao problema. Assim, o tutor deve solicitar que todos os indivíduos do grupo façam uma leitura silenciosa e atenta do caso, anotando os pontos que cada um julgar relevante. Após essa leitura, um voluntário deve fazer uma leitura em voz alta para todo o grupo. Como etapa final nesse passo, um voluntário é convidado a retomar as principais características do problema perante todo o grupo, sem olhar para o caso no papel. Pretendemos, com isso, desenvolver a habilidade de coleta e de reprodução fidedigna de informações.

O segundo passo é o esclarecimento de alguns termos pouco conhecidos e de dúvidas sobre o problema. O tutor pode esclarecer ao grupo algum termo ou sigla que não seja do conhecimento e que possa impedir a compreensão global do caso. Não é um momento para dar respostas, ao contrário, apenas serve para que dados ou siglas do problema que não estejam claros possam ser esclarecidos.

O terceiro passo é a definição e o resumo do problema, com a identificação de áreas e de pontos relevantes, retomando-se o que cada estudante já realizou individualmente durante sua leitura inicial.

O quarto passo é um dos principais na ABP. Trata-se do *brainstorming* ou tempestade de ideias. O termo "tempestade" não é em vão. Nesse momento, todo o conhecimento e as vivências prévias dos estudantes em relação ao problema apresentado devem ser resgatados e relatados ao grupo. Quanto mais efetiva for essa etapa, melhor será a busca e a construção do conhecimento. Nas minhas visitas a várias faculdades do país, encontrei definições distintas para esse termo. Uma professora do Nordeste me disse que lá o termo correto seria "toró" de ideias; no Sul, outro professor disse preferir utilizar "tormenta" de ideias. Independentemente disso, sempre respondo que, nesse momento, não poderíamos nos contentar com um "chuvisco" ou "garoa", porque isso seria reducionista demais e impediria a efetividade de todo o processo.

Após a realização do *brainstorming* realiza-se o quinto passo, que é o desenvolvimento de hipóteses para explicar o problema e a identificação de lacunas de conhecimento. A riqueza no levantamento das lacunas é o que fará as perguntas de aprendizagem abrangerem todos os dados do problema.

As hipóteses serão diretamente correlacionadas com a complexidade do caso apresentado e com a autonomia do estudante na fase do curso em que se encontra. Assim, como já foi dito, nas séries iniciais, teremos no problema a presença do diagnóstico. Portanto, as lacunas de conhecimento, irão referir-se às explicações da articulação básico/clínica.

Com o levantamento dessas lacunas de conhecimento, inicia-se o sexto passo, que consiste na elaboração/definição dos objetivos/questões de aprendizagem e na identificação dos recursos de aprendizagem apropriados. O levantamento das questões é outro passo fundamental. A qualidade das questões permitirá a abordagem adequada e o aprofundamento na busca por informações. Prefiro perguntas a objetivos. Em algumas escolas, trabalham-se objetivos de estudo. A dificuldade de fazê-los, sobretudo, refere-se ao fato de que os objetivos são, na maioria das vezes, impessoais e impedem a articulação das dimensões biopsicossociais. As perguntas são mais integradoras dessas dimensões e podem, de fato, referir-se à(s) pessoa(s) do problema apresentado.

Aqui se encerra a primeira fase do processo tutorial e, antes que os estudantes possam ir à busca de informações, é necessário que se faça a avaliação desse trabalho. Assim, o tutor antecipa o nono passo e facilita esse momento de avaliação formativa. Todos devem se autoavaliar, avaliar os colegas e o tutor. Nesse momento, a avaliação é feita com base em critérios referenciados previamente. Não é o momento de cobranças, mas, sim, de reconhecimento de fragilidades e fortalezas do trabalho realizado. Não se deve permitir réplicas ao que é comentado por cada um. Algumas considerações devem dormir conosco, alguns dias, para que possamos, com tranquilidade, analisá-las e digeri-las melhor. Esse momento também passa pela capacidade de fazer e de receber críticas e, no capítulo 9, *Comunicação na ABP: como fazer e receber críticas?*, voltarei a esse assunto.

O sétimo passo é a busca de informações e o estudo individual. Esse é o momento protegido do estudante na construção de seu conhecimento. É necessário lembrar que, para realizar adequadamente esse passo, o estudante necessita de tempo disponível. Em escolas com modelos curriculares híbridos, isso se configura no maior impedimento. Muitas vezes, os professores "matam" o processo quando não permitem tempo livre para a busca de informações dentro da grade horária do estudante. Alguns ainda concebem que o aprendizado acontece apenas em sala de aula e "tempo livre" ou "área verde" são vistos como algo relacionado à ociosidade.

A busca não deve sofrer nenhuma interferência docente. Esse é um momento do estudante e indicação ou recomendação de bibliografias podem direcionar a busca de informações e transformar o processo em estudo dirigido.

Após a busca de informações, o grupo se reúne novamente e o oitavo passo acontece com o compartilhamento da informação obtida e a aplicação na compreensão do problema. Esse não é um momento de leitura das respostas, tampouco um jogral. É um momento de debate, de troca de informações, de esclarecimento de dúvidas, de reconstrução do conhecimento inicial. O professor é o responsável por facilitar essa fase. Com perguntas, movimentamos o grupo, para responder, esclarecer e aplicar o conhecimento com base nas perguntas levantadas.

No nono passo, novamente, realiza-se a autoavaliação, conforme explicado anteriormente.

A ordem na realização e no cumprimento de todos os passos é fundamental. Durante muitas capacitações realizadas, sempre observo que, apesar de os docentes conhecerem os passos e o que deve ser realizado em cada um deles, sempre ouço relatos sobre as dificuldades em fazê-lo. Parece-me que sempre existe uma tendência em retornar a um estado inicial de conforto docente na realização dessa tarefa. As maiores angústias são acerca dos conteúdos estudados. "É como se faltasse algo", disse-me, certa vez, uma professora. Ao indagar mais sobre isso, ela afirmou que sempre, após o fechamento, não tem uma sensação de satisfação com o conteúdo discutido. Aqui, claramente, podemos constatar ainda o não entendimento da proposta, uma vez que ela não deve ser extremamente conteudista, como gostariam alguns docentes. Sempre retomo o objetivo referencial, que é desenvolver no estudante a capacidade de aprender a aprender. Obviamente, isso não está à margem da abordagem dos conteúdos.

Como, então, não permanecer com esse sentimento de vazio cognitivo? Penso que a melhor resposta é a observância do guia do tutor. Nele, estão contidos todos os limites que devem ser observados na construção do conhecimento. O bom tutor simplesmente facilita o processo para que seus alunos possam percorrer esse caminho. A dúvida da professora era a de que o segundo problema apresentado a seu grupo de estudantes tratava-se de um caso de asma em criança. Segundo ela, no fechamento, pareceu-lhe que esses não haviam discutido e aprofundado as respostas imunológicas presentes nessa condição (a professora era imunologista). A pergunta, então, foi: seria essa condição complexa demais para esse momento do curso? Seriam necessários conhecimentos prévios de imunologia para resolver essa questão?

Ao observarmos o guia, podemos constatar que a intencionalidade no momento do curso em que o problema foi apresentado não era discutir as respostas imunológicas. Como já disse anteriormente, a construção do conhecimento não está vinculada a pré-requisitos. Assim, é possível discutir a condição da asma sem necessariamente abordar por completo toda a resposta imunológica.

É claro que, se esse mesmo caso fosse apresentado a um grupo de estudantes ao final do curso, ou a um grupo de residentes em Pediatria, a complexidade da abordagem e da discussão seriam outras.

Portanto, a sensação de conforto cognitivo não deve ser do docente, ao contrário, essa é uma sensação que deverá estar, no final, presente nos estudantes do grupo.

Avaliação formativa no processo de ensino--aprendizagem[1]

> Todos os espíritos são invisíveis para os que não o possuem, e toda a avaliação é um produto do que é avaliado pela esfera cognitiva de quem avalia.
> (Arthur Schopenhauer)

Avaliar é sempre um grande desafio, não apenas àquele que está sendo avaliado, mas, sobretudo, àquele que avalia. A avaliação a que estamos acostumados refere-se sempre à possibilidade de progressão nas esferas educacionais. Portanto, falar em avaliação formativa, para alguns, remete a um sentimento de ineficácia na verificação de progressos. Além disso, se a avaliação formativa for desprovida de notas, o medo docente de errar nesse processo se multiplica geometricamente.

---

1 Este capítulo foi escrito em parceria com Luciana Scapin.

Já experimentei e falei muito sobre essa forma avaliativa em diversas conferências, capacitações e publicações, mas sempre percebo o quanto é difícil avançar. Primeiramente, porque existe uma discrepância entre esse tipo de avaliação e aquilo que de fato é utilizado nos processos externos avaliativos, como avaliações regulatórias, concursos etc. Então, o que sempre ouço é: *por que avaliar dessa forma se, ao saírem, os estudantes serão avaliados de outra maneira?*

Acredito que, antes de tudo, ao considerar essa maneira de ensinar e de aprender, devemos ter coerência entre os pressupostos epistemológicos que norteiam a proposta pedagógica e todo o processo avaliativo. Assim, a avaliação tradicional, baseada no valor e nos aspectos quantitativos, torna-se limitada e pouco responsiva.

Não sou contra a atribuição de notas e de conceitos, desde que eles sejam claros tanto para quem os atribui quanto para quem os recebe. É difícil explicar aos estudantes uma classificação final com décimos de diferença. Certa vez, perguntei a um professor qual era sua explicação para a diferença entre um aluno que ganhou nota 6,9 e outro que recebeu nota 7,0. Obtive como resposta que o aluno nota 7,0 havia sido aprovado e o 6,9, não.

Para divertir um pouco os professores sobre esse hábito de atribuir notas com subjetividade ou objetividade, sempre comento acerca da escala de coma de Glasgow. Essa escala registra o nível de consciência do paciente após um traumatismo craniano. Esclareço aos professores que esse é um tipo de avaliação que pontua o paciente mesmo que ele esteja morto. Entretanto, não raras vezes, mesmo pontuando negativamente (ou seja, reprovando o paciente na avaliação), ele sobrevive e se recupera.

A isso, alguns chamam de *milagre*. A pergunta é: poderia ser uma deficiência avaliativa de quem o aplica?

Milagres acontecem! Todos os dias! Muitos professores, no fim do ano letivo, relatam essa experiência em relação a alguns alunos. Dizem: *"O fulano passou por milagre!"*. Sempre me pergunto o que isso significa. Seria como se pudéssemos ressuscitar aquele que já estava morto no processo educativo? Acreditar que ainda é possível fazer que aprenda? Interessar-se por quem ainda está distante do objetivo, chamá-lo pelo nome, conhecer suas fragilidades, pedir que saia da escuridão do desconhecimento e tenha uma nova chance?

Para alguns, seria bíblico demais. Para outros, apenas uma repetição contínua da vida real. É preciso acreditar que sempre é possível fazer algo a mais no processo educativo, considerando aquele que é avaliado como centro do processo. Se, na Medicina, tratamos pessoas, e não doenças, na educação também avaliamos pessoas, com toda a sua subjetividade, crença, valores, cultura etc.

> [...] os educadores-sonhadores jamais desistem de suas sementes, mesmo que não germinem no tempo certo... Mesmo que pareçam frágeis frente às intempéries... Mesmo que não sejam viçosas e que não exalem o perfume que se espera delas. O espírito de um mestre nunca se deixa abater pelas dificuldades. Ao contrário, esses educadores entendem experiências difíceis como desafios a serem vencidos.
>
> *(Chalita, 2013)*

Enfim, somos avaliados desde o momento em que nascemos. Nossa primeira avaliação somativa neste mundo se dá por meio da escala de Apgar, que é um instrumento critério-referenciado (baseia-se na observação de sinais clínicos específicos), pontuando o recém-nascido com notas de 0 a 10.

Muitas vezes, ao passar pela maternidade, observo pais orgulhosos, divulgando aos presentes a nota 10 obtida pelo filho que acaba de chegar ao mundo.

Se essa é nossa primeira avaliação somativa critério-referenciada, a primeira formativa e critério-referenciada vem logo a seguir, quando somos comparados à beleza da mãe, do pai, dos avós etc. Se bem que, nesse momento, os critérios serão tantos e tão subjetivos que não será possível creditar confiabilidade nas informações obtidas.

Para não parecer desprovido de evidências e de referenciais científicos, cito Hoffmann (2005, p. 19):

> [...] uma nova perspectiva de avaliação exige do educador uma concepção de criança, jovem, adulto, inseridos em um contexto de sua realidade social e política [...]. Nesta dimensão, avaliar é dinamizar oportunidades de ação-reflexão, num acompanhamento permanente do professor, que incitará o aluno a novas questões a partir de respostas formuladas.

Assim, a insegurança do docente e, também, dos estudantes diante desse processo se relaciona com o fato de que avaliação passa a ser algo compartilhado e reconstruído continuamente. Ou seja, além de processual, a avaliação também deverá considerar as características daquele que é avaliado. Dessa forma, aumenta-se o grau de subjetividade das respostas esperadas e, portanto, não haverá um padrão homogêneo de correção ou de classificação como aquele já experimentado por todos os professores.

No ensino tradicional, nós, professores, sempre conhecemos os melhores (nota dez) e os piores (aqueles que estão abaixo da média). Os medianos sempre serão esquecidos. Não há espaço nem preocupações para com eles. Confesso que fui, e continuo sendo, mediano em muitas áreas. Aliás, em algumas, tenho de me esforçar para ser mediano. Quando isso acontece, encontro consolo na filosofia:

> Todo aquele que escolhe a áurea mediana está livre dos cuidados de um teto miserável, e não inveja, sóbrio, os esplendores dos palácios. Acometidos pela tempestade, o alto pinheiro é agitado pelos ventos, as mais elevadas torres desmoronam com estrondo e os cimos dos montes são feridos pelos raios. *(Schopenhauer, 2002, p. 53)*

Mas, afinal de contas, a avaliação serve para verificar apenas o que está correto, o que está incorreto ou, também, para aprender?

Etimologicamente, *verificar* deriva do latim *verum facere* ("fazer verdadeiro"), ou seja, investigar a verdade de alguma coisa. A verificação se encerra no momento em que a investigação do objeto/sujeito é configurada pelo professor e não precisa mais que o sujeito tire dela consequências novas ou significativas. Já *avaliar* deriva do latim *ä-valere* ("dar valor a") e não se encerra no valor ou na qualidade atribuída ao aluno em questão, mas leva a uma decisão de ação, uma tomada de posição (Luckesi, 1995). Com base nesses conceitos, é possível entender que a verificação não pode ser o único propósito da avaliação, assim como o objetivo primeiro da aferição do aproveitamento escolar não deve ser a aprovação ou a reprovação do educando. Ao contrário, deve propiciar o direcionamento da sua aprendizagem e seu consequente desenvolvimento, demonstrando que a avaliação é um momento de ensino-aprendizagem, e não apenas um acerto de contas.

Na ABP, a dúvida mais frequente por parte dos estudantes remete-se justamente a isso: como serão avaliados e quais critérios serão utilizados nesse tipo de avaliação.

Essa dúvida também é uma preocupação docente. Uma avaliação critério-referenciada só será efetiva se o processo avaliativo obedecer exatamente aos critérios que estão previamente pactuados com todos os envolvidos.

Para que isso ocorra, é necessário silenciar desejos e ruídos internos. Não permitir que aspectos não contemplados nos critérios se sobreponham e desvirtuem a avaliação. Aprender a lidar com mecanismos transferenciais e contratransferenciais nas relações.

Nesse processo, o professor avalia o desempenho do estudante em relação ao alcance dos objetivos educacionais, ao desenvolvimento do raciocínio, à formulação de hipóteses, à relação interpessoal, à apresentação verbal e escrita dos problemas vivenciados. Os estudantes se autoavaliam, avaliam seus pares e também o desempenho do professor como facilitador da atividade, configurando-se em um momento de avaliação formativa.

A avaliação formativa proporciona informações acerca do processo de ensino-aprendizagem, ou seja, monitora o processo durante a instrução. Numa visão mais ampla, busca compreender o envolvimento do estudante na realização das tarefas propostas (Sousa, 1998).

Para que se obtenha sucesso, deve-se considerar a avaliação como um movimento complexo que valoriza não somente os conhecimentos cognitivos, mas, também, os afetivos e os psicomotores inerentes a esse tipo de método.

Assim, o entendimento do conceito do que é avaliação formativa é fundamental para esse tipo de avaliação. Podemos perceber, pelo relato dos estudantes, que ainda existe muita dúvida acerca do processo. Lembremos que esses estudantes vêm de um modelo tradicional de ensino, no qual a avaliação mais comumente utilizada é a somativa.

Segundo Sousa (1998), a avaliação somativa é normalmente pontual e, além de informar os erros, situa e classifica. Para Troncon (1996, p. 430, grifo do autor):

> A *avaliação somativa*, também denominada de *terminal*, incide no final ou após o transcurso do processo educacional, ou de suas etapas mais importantes, tendo, como finalidade, a verificação dos objetivos instrucionais. É, frequentemente, empregada com o propósito de aprovação ou reprovação do estudante [...].

Sobre a avaliação formativa, Troncon (1996, p. 430, grifo do autor) considera que:

A *avaliação formativa* é aquela realizada, regular e periodicamente, ao longo do processo educacional, para obter dados sobre o progresso conseguido e, deste modo, efetivar a oportuna correção das distorções observadas, preencher as lacunas detectadas, bem como reforçar as conquistas realizadas.

Apesar desses conceitos de avaliação somativa e formativa parecerem claros, verifica-se na prática que eles são frequentemente confundidos, principalmente no que se refere à aplicação da avaliação formativa, que é difícil de ser implementada. É comum que professores e estudantes utilizem esse conceito de maneira equivocada, acreditando que estão realizando uma boa avaliação. A avaliação formativa não tem fim em si mesma, mas deve possibilitar a análise da realidade para focar as ações, com a finalidade de refletir-se sobre a própria realidade na perspectiva da reconstrução da ação.

Méndez (2002) considera que esse tipo de avaliação deve constituir-se em uma atividade de conhecimento e em um ato de aprendizagem no momento da correção. Assim, uma importante característica desse tipo de avaliação é o *feedback* imediato, que deve ser fornecido ao estudante, de modo a poder configurar o processo de obtenção de dados como genuína atividade educacional.

Em determinadas circunstâncias, a aplicação repetida de métodos de avaliação formativa pode fornecer resultados indicativos da ocorrência de problemas ou dificuldades específicas de aprendizado.

A educação não comporta mais uma bagagem escolar baseada no volume de conteúdos e nas especificidades de cada profissão, sendo isso pouco operacional e, até mesmo, inadequado. O que se acumula no começo da vida deve ser constantemente atualizado e aprofundado, considerando que estamos vivendo um período no qual as mudanças ocorrem velozmente. Além disso, é essencial que os profissionais possam trabalhar colaborativamente, compartilhando ações e conhecimentos.

Ressalta-se também que a educação, para dar resposta ao conjunto das suas missões, deve organizar-se em torno de quatro aprendizagens fundamentais, que serão, ao longo da vida, os quatro pilares do conhecimento (Delors, 2000):

- *aprender a conhecer* (ou aprender a aprender, adquirir os instrumentos de compreensão);
- *aprender a fazer* (para poder agir sobre o meio envolvente);
- *aprender a viver juntos* (a fim de participar e cooperar com os outros em todas as atividades humanas);
- *aprender a ser* (via essencial que integra as três precedentes).

Nesse contexto, o professor deve ser aquele que facilita esse processo e, na avaliação, fornece, em todos os momentos, o *feedback* ao estudante sobre suas principais fortalezas e fragilidades. Para isso o professor precisa estar afinado com esse tipo de proposta e também precisa ser capacitado para isso. Para Alarcão (2001), ser professor hoje pressupõe um conceito de formação permanente, contínua, especializada e em ação. Esse perfil de formação inacabado traz consigo novas formas de trabalhar em equipe, de ser proativo, de identificar as próprias necessidades de formação e os meios para consegui-la, de usar novas tecnologias e de assumir riscos.

Os estudantes sempre apontam tanto fortalezas como fragilidades no que se refere ao papel do professor em relação à avaliação. Devemos compreender que, se recebemos estudantes que foram educados em modelos de avaliação somativa, os professores também, tradicionalmente, avaliam desse modo, e, mesmo utilizando-se da avaliação formativa, facilmente a transformam num acerto de contas, e não em um momento de ensino-aprendizagem. Para Romão (2003, p. 102):

> [...] na avaliação da aprendizagem com o aluno, os resultados não devem constituir uma monografia ou uma dissertação do professor sobre os avanços e recuos do aluno, nem muito menos uma preleção corretiva dos "erros cometidos", mas uma reflexão problematizada coletiva a ser devolvida ao aluno, para que ele, como o professor, retomem o processo de aprendizagem.

Uma das maneiras de minimizar esse tipo de atitude, como já foi dito, é considerar aspectos previamente definidos para a avaliação. Esses devem ser de conhecimento de todos e pactuados pelo grupo como essenciais durante a realização do processo.

Em metodologias ativas de ensino-aprendizagem, é importante considerar entre outros: a avaliação da base do conhecimento, o processo de raciocínio, as habilidades de comunicação e as habilidades de avaliação, ou seja, avaliar o avaliar, configurando-se numa triangulação avaliativa. No entanto, Henderson e Johnson (2002) consideram que o uso de instrumentos individuais com critérios predefinidos elimina a espontaneidade das avaliações, desconsidera a reflexão dos discentes sobre suas atitudes, valores e preferências pessoais, que são essenciais para aumentar a consciência dos alunos em relação a quanto cada um se assemelha ou difere dos demais participantes do grupo.

Méndez (2002) defende a técnica da triangulação, na qual professor, aluno, colegas ou pares constituem vértices do triângulo. Tal técnica desempenha um papel muito importante para garantir o exercício justo da avaliação, na qual cada sujeito interessado pode fazer valer sua própria palavra, seu argumento. A presença dos membros da equipe com os quais o sujeito da avaliação trabalhou, somada à presença do professor, pode garantir formas de participação democrática que reforçam papéis de responsabilidade assumida e compartilhada.

Como fazer, então, para que o docente mude a sua postura profissional e acompanhe essas inovações didático-pedagógicas? Como esperar que o docente seja capaz de atuar na avaliação de maneira ética, eficiente e humana? Para Morin (1999), duas outras questões traduzem a complexidade desse processo: como formar educadores de acordo com essa nova perspectiva se não reformamos a educação? Como reformar a educação se não formamos novos educadores? Esse é o desafio da utilização da problematização como método de ensino-aprendizagem. No entanto, isso demanda intenso envolvimento e requer uma capacitação contínua dos envolvidos (Nendaz e Tekian, 1999).

Uma das possibilidades de capacitação docente é oferecer um programa de Educação Permanente (EP), focalizando a construção de instrumentos pedagógicos e de uma cultura reflexiva que possibilite a releitura de suas concepções e práticas profissionais. Essa desconstrução de representações internas e do processo de trabalho internalizado advindo do modelo avaliativo somativo tradicional deve partir da confrontação das realidades previamente vivenciadas para ser adequada, considerando-se os referenciais teóricos utilizados. Assim, poderá ocorrer a transformação e a construção dessas novas práticas pedagógicas com maior efetividade.

Segundo Luckesi (2002), a nossa prática educativa se pauta por uma Pedagogia do Exame, ou seja, pelo uso da avaliação da aprendizagem como disciplinamento social dos alunos: a utilização das provas como ameaça aos alunos, sob a égide do medo. Os alunos mencionaram, em suas avaliações, o medo de serem avaliados negativamente por seus professores.

O medo tem sido considerado um fator importante no processo de controle social. Internalizado, é um excelente freio das ações que são supostamente indesejáveis. Além de produzir uma personalidade submissa, o medo gera hábitos de comportamentos físicos tensos, que podem conduzir a uma série de danos, inclusive biológicos. Portanto, a avaliação escolar deveria ser considerada um instrumento de estímulo, de promoção da aprendizagem e colocada a serviço do avanço, com qualidade, do processo de escolarização do aluno.

Luckesi (2002) considera que, para que a avaliação diagnóstica seja possível, é preciso compreendê-la e realizá-la de forma que esteja comprometida com uma concepção pedagógica pautada na teoria histórico-crítica. Isso vem ao encontro do uso de metodologias ativas de ensino-aprendizagem, como a problematização que se baseia na vivência da prática para uma reflexão e avaliação crítica sobre ela.

Portanto, há de se considerar a dimensão pedagógica da avaliação ao compreender que o trabalho do professor com seus alunos passa necessariamente por uma organização que inclui: objetivos a atingir, conteúdos a trabalhar, uma metodologia para desenvolver esse trabalho e um processo de avaliação de resultados.

Assim, quando desejamos ter um quadro mais completo do desenvolvimento do aluno, precisamos combinar uma série de técnicas, tanto as que se ajustam mais à avaliação de aspectos quantitativos como as que são mais adequadas à avaliação de fatores qualitativos.

A estrutura operacional da avaliação compreende as formas, os instrumentos e os meios que professores utilizam para obter dados sobre o desempenho acadêmico, em relação ao processo ensino-aprendizagem, e não pode desconsiderar a dimensão emocional que está baseada nos preceitos da Psicologia Cognitiva, que avalia os ganhos acadêmicos do aluno, suas capacidades e potencialidades, seu ajustamento pessoal e social. Enfim, a avaliação deve ser integral, o que pressupõe a avaliação do aluno em seus aspectos cognitivos e afetivos, com a utilização de técnicas diversas para isso.

Entretanto, o professor é um profissional que se movimenta num plano em que são poucas as pessoas qualificadas para julgar suas ações e, por isso, realiza uma função pouco suscetível a controle externo ou a supervisão direta.

Ludke (1992) propõe que se lance um olhar sociológico sobre a avaliação não só para enxergar melhor a função controladora do docente, mas, sobretudo, para tentar entender como se traduzem no dia a dia das ações e relações escolares os seus mecanismos de poder.

Para Luckesi (1983, p. 47), a avaliação da aprendizagem tem de ser compreendida como um ato amoroso.

> O ato amoroso é aquele que acolhe a situação, na sua verdade. Quando não nos acolhemos e/ou não somos acolhidos, gastamos nossa energia nos defendendo e, ao longo da existência, nos acostumamos às nossas defesas, transformando-as em nosso modo permanente de viver.

Para mim, o que mais dificulta a avaliação formativa é a comunicação. Ou melhor, a falta dela. Sempre me pergunto se, de fato, sabemos nos comunicar adequadamente quando avaliamos, e parece-me que a resposta sempre aponta na direção do *"não"*!

Depois de tantos anos envolvido nesse tipo de processo, descobri que, de fato, existem maneiras para fazer e receber críticas. Sempre digo aos professores em capacitação que ser transformado por esse método muda até a maneira como vivemos e nos relacionamos. Passamos a olhar o mundo à nossa volta de outro modo e aprendemos que nos comunicarmos é essencial.

9 Comunicação na aprendizagem baseada em problemas: como fazer e receber críticas?

> Quando se critica, estamos a julgar. Se julgarmos já não compreendemos, porque julgar implica condenar ou absolver.
> *(Antonio Lobo Antunes)*

A origem da comunicação humana remonta à Pré-História. Existem milhares de estudos e evidências científicas sobre o desenvolvimento e a importância da comunicação ao longo dos tempos até os dias de hoje. De fato, comunicar-se é essencial. Mas sabemos nos comunicar?

Na Bíblia, no capítulo 1 do livro do Gênesis, palavra esta que significa "origem", encontramos a primeira evidência da existência da fala para os cristãos. Ela aparece como atributo da Divindade, já que, ao mesmo tempo que Deus realiza a criação, Ele vai nomeando (falando) cada coisa:

> Deus disse: "Haja luz". E houve luz. Viu Deus
> que a luz era boa; e fez separação entre a luz e
> as trevas. E Deus chamou à luz dia, e às trevas,
> noite. E foi a tarde e a manhã, o dia primeiro.
> *(Gênesis 1, 3-5)*

Isso se repete na criação do primeiro homem:

> "Façamos o homem à nossa imagem,
> conforme nossa semelhança", disse o Senhor.
> *(Gênesis 1, 26)*

E, posteriormente, a primeira comunicação com o homem recém-criado:

> Deus disse a Adão, "De toda árvore do jardim
> comerás livremente, mas da árvore da ciência do
> bem e do mal, dela não comerás; porque no dia
> em que dela comeres, certamente morrerás".
> *(Gênesis 2, 16-17)*

Sendo o homem, portanto, imagem e semelhança de Deus, e sendo a palavra algo divino, pressupõe-se que deveríamos usar melhor esse atributo. Entretanto, sabemos que, ao longo da história bíblica, encontraremos exemplos de sucessos e insucessos relacionados à comunicação, ou à falta dela.

Comunicar é um verbo que significa "dar conhecimento", "tornar conhecido", e professores fazem isso o tempo todo. Algumas vezes, encontro alguns saudosistas que dizem: *"Bom era o tempo em que um professor era sua palavra, seu giz e uma lousa".* Enfim, para eles, essa é a essência da comunicação docente.

Na sociedade contemporânea, com o advento da informatização, a comunicação modificou-se intensamente. Nem mesmo é necessário estar frente a frente, olhar nos olhos, sentir e ouvir o outro para nos comunicarmos. Fazemos isso a distância e, estranhamente, cada vez mais, percebemos que muitos preferem que seja assim.

Do ponto de vista educacional, acontece a mesma situação. Em salas de aula com muitos estudantes, somos obrigados a falar às massas. Sem contato pessoal, sem troca de olhares, sem conhecer o outro. Está a comunicação ainda mais massificada? Obviamente, a resposta é *sim*! E é possível obter ganhos importantes em virtude disso. Levar mais informação, facilitar o acesso e a autonomia a mais pessoas. Entretanto, não podemos desconsiderar o prejuízo que isso acarreta, essa forma de comunicar-se sem relacionar-se, sobretudo nas profissões da área da Saúde. Não apenas no Brasil, mas em todo o mundo, o conhecido ensino a distância (EAD) já é bastante utilizado e prescinde da presença docente e de outros estudantes em um mesmo ambiente, literalmente falando.

Na Aprendizagem Baseada em Problemas (ABP), a própria conformação do grupo de trabalho obriga que a comunicação ocorra mais proximamente. Além disso, o fato de trabalhar-se com problemas exige que o grupo e o tutor dominem e exerçam uma boa capacidade comunicativa. Os sentimentos, os olhares, os fatos da vida serão, a todo momento, exigidos na resolução e no encaminhamento das demandas do grupo.

Trabalhar com resolução de problemas significa, então, gerenciar conflitos o tempo todo. Nesse sentido, o tutor passa a ser um mediador e, para que isso ocorra, deve conhecer e dominar os princípios de uma boa comunicação. Considerando-se esse tipo de abordagem, podemos encontrar cinco tipos já conhecidos:

- O tutor que "evita"

Ocorre quando o tutor tenta evitar a existência de conflitos, chegando, algumas vezes, ao ponto de dar razão à outra parte, mesmo que esta não a tenha, só para que esse conflito não apareça. Como diz o ditado, às vezes, "é melhor prevenir do que remediar". Essa posição pode ser interessante quando:

- a relevância do assunto pode distrair o grupo;
- a pouca quantidade de informações pode conduzir o grupo para decisões desfavoráveis;
- a decisão pode não ser levada adiante por falta de liderança.

- O tutor "calmo"

Ocorre quando o tutor permite a existência de conflitos sem propiciar grandes discussões sobre o assunto. Faz o estilo "deixa a vida me levar". Isso pode favorecer as seguintes situações:

- minimiza a carga emocional do conflito grupal;
- mantém a harmonia e o equilíbrio do grupo;
- por não enfatizar desejos e vontades, não evidencia personalidades específicas.

- O tutor "ditador"

Estilo já bastante conhecido por todos, é o tutor que sempre vencerá com suas posições, independentemente da vontade do grupo. Mesmo considerando que, na maioria das vezes, é um estilo perigoso e ruim, em algumas situações a sua utilização pode se revelar benéfica quando:

- pela premência da decisão, é melhor que alguém a tome;
- a impopularidade da decisão é menos danosa que a omissão em não efetivá-la;
- as consequências de uma "derrota" são muito elevadas.

- O tutor "comprometido"

Diferentemente do estilo "ditador", o tutor comprometido facilita o processo para que o grupo busque um acordo com consenso. Algumas situações em que esse tipo de atuação é mais eficaz ocorrem quando:

- um acordo pode trazer mais ganhos que perdas;
- levar adiante a decisão trará mais benefícios do que prejuízos;
- pela variabilidade de pontos de vista, não será possível obter maioria em decisões.

- O tutor "colaborativo"

Busca uma construção dialógica da decisão, minimizando perdas para ambas as partes. Isso pode ser útil quando:

- o objetivo está claramente pactuado e a divergência não distancia o grupo de alcançá-lo;
- a qualidade esperada não pode ser ameaçada pela discordância.

Entretanto, existem algumas situações em que não se deve utilizar esse método:

- pequeno espaço de tempo que impede discussões amplas para construção de consensos;
- exposição de aspectos negativos de alguns membros do grupo.

Recentemente, conversando com um professor que também é coordenador de um curso de Medicina, ouvi sobre a preocupação acerca da comunicação médica. Preocupação não apenas relacionada à presença desses conteúdos na formação de novos médicos, mas, sobretudo, na constatação da quase inexistência de profissionais médicos conhecedores dessa área. Perguntou-me o que poderia ser feito para melhorar essa formação ao longo dos seis anos da graduação. Respondi que a comunicação só se aprende praticando e, nesse sentido, o professor sempre será o modelo a ser seguido. Considerando isso, o problema está instalado, por sabermos que a maioria dos profissionais reproduz o que viveu e aprendeu durante a graduação.

Durante a implementação da ABP, sempre realizei uma capacitação dos professores para que retomem certas capacidades, muitas vezes já esquecidas, como a de fazer e receber críticas. Digo esquecidas porque a prática profissional parece endurecer esse recurso tão necessário ao estabelecimento da competência profissional. Os doentes estão carentes de escuta, de envolvimento.

Certa vez, ao visitar um centro de reabilitação física para acidentados, observei o modo como estes eram atendidos por professores e estudantes. Após a observação, aproximei-me de um dos pacientes e perguntei o que ele achava do centro de reabilitação e do fato de ter sido atendido antes por um estudante e somente depois por um médico. A resposta foi surpreendente. Disse-me que o atendimento feito pelo estudante era mais completo. Pedi que me esclarecesse e ele me relatou que o estudante que havia acabado de lhe atender interessou-se por ele e por tudo o que havia acontecido desde o acidente. Teve mais tempo. Perguntou-lhe, também, o que estava sentindo e o que acreditava que poderia ser feito para melhorar sua condição. Quanto ao atendimento médico, disse-me: "*Foi rápido demais. Apenas passou, olhou minha ficha e disse à equipe o que deveria ser feito*".

Esse paciente, com sua simplicidade, ensina-nos como devemos nos comunicar. Não existe boa comunicação sem envolvimento com o outro. Para desenvolvermos isso, faz-se necessário comprometimento e escuta ativa. Não pode ser a técnica de comunicação pela técnica. Ao contrário, deve ser o envolvimento a mola propulsora do sucesso terapêutico.

Um dos maiores problemas docentes em relação à comunicação reside no fato de que todos nós, professores, aprendemos durante anos que *comunicar-se* significa *falar*. Assim, como ocorre em quase toda sala de aula, falamos sem parar e pouco nos atentamos para a necessidade de ouvir e de observar. Em pequenos grupos, isso se reverte, e a proximidade com os estudantes exige que o professor passe a ser um ouvinte atento.

Senge (2004) dá dicas de como um bom professor deve se comportar em relação a esse estado de escuta:

- Pare de falar para os outros e para você próprio. Aprenda a silenciar a voz interna. Não se pode escutar quando se está falando.
- Imagine o ponto de vista da outra pessoa. Imagine-se na posição dela, fazendo seu trabalho, enfrentando seus problemas, usando sua linguagem e tendo os seus valores. Se a outra pessoa for mais jovem ou mais nova na organização, lembre-se dos seus primeiros dias na empresa.
- Olhe, aja e seja interessado. Não leia sua correspondência, rabisque, mexa ou procure papéis enquanto os outros estão falando.
- Observe o comportamento não verbal, como linguagem corporal, para recolher significados além do que lhe está sendo dito.
- Não interrompa. Mantenha-se quieto, mesmo quando superado seu nível de tolerância.
- Perceba as entrelinhas, para detectar sentidos tanto implícitos quanto explícitos. Em vez de aceitar os comentários de uma pessoa como a história completa, procure omissões, detalhes não declarados ou não explicados, que, logicamente, deveriam estar presentes. Indague acerca deles.
- Fale apenas afirmativamente enquanto escuta. Resista à tentação de intervir com um comentário avaliativo, crítico ou depreciativo no momento em que a observação for feita. Restrinja-se a respostas construtivas até o

contexto ter mudado e for possível oferecer críticas sem atribuição de culpa.

- Para assegurar o entendimento, reformule o que a outra pessoa acabou de lhe dizer em pontos-chave da conversação ("escuta ativa").
- Pare de falar. Essa é a primeira e a última, pois todas as outras técnicas de escuta dependem disso. Faça um voto de silêncio de vez em quando.

> Os mais arrojados em falar são ordinariamente os menos profundos em saber.
> *(Marquês de Maricá)*

Outra questão de extrema importância é a relação de confiança que deve estabelecer-se durante a comunicação, uma vez que ela é uma característica essencial para o funcionamento de uma equipe.

Lembro-me de uma situação que retrata muito bem essa condição. Certa vez, no final de um trabalho em grupo de oito semanas, os estudantes preencheram formulários de avaliação critério-referenciada do seu professor, assim como o professor também o fez para avaliar os estudantes. Um dos critérios a serem considerados era a pontualidade. Um estudante avaliou que, durante o desenvolvimento do trabalho, o professor não cumpriu o estabelecido, referiu que este constantemente se atrasava e não justificava ao grupo o ocorrido. Esse instrumento de avaliação não identificava o estudante, para poder manter mais liberdade avaliativa nessa condição, já que ainda é cultural acreditar que exista uma relação de poder entre professor e estudante. O fato é que o professor, ao receber os instrumentos de avaliação e ler as críticas escritas pelo estudante, não as aceitou. Como o instrumento não estava identificado, o professor resolveu levantar documentos anteriores e identificou o estudante pela letra. Assim, com o "poder" docente, ameaçou o estudante, prometeu retaliações futuras e rasgou a avaliação, jogando os pedaços de papel sobre o estudante. Pois bem, o estudante procurou a coordenação do curso, assustado, desacreditado do processo avaliativo. Para superar esse fato, foi necessária a abertura de uma comissão de sindicância para apurar o ocorrido e possibilitar a reparação dessas atitudes.

Assim, é na percepção que temos da outra pessoa e de suas ações que a confiança está baseada, não na realidade objetiva. Tais percepções são profundamente influenciadas pelas emoções: necessidades, ansiedades, culpas, expectativas e esperanças. A confiança mútua e a expressão aberta estão intimamente relacionadas. A comunicação aberta ajuda-nos a evitar falsas ideias sobre atitudes; entretanto, as discordâncias entre palavras e ações fazem decrescer a confiança. Autenticidade e honestidade devem sempre estar presentes na abertura à comunicação.

Em currículos produzidos com a ABP, falamos sempre em *feedback* para todos os processos avaliativos. Dizem que *feedback* é algo tão bem formulado nos Estados Unidos, que não foi sequer traduzido para outras línguas. Contudo, de fato, como utilizar essa poderosa ferramenta?

A principal finalidade do *feedback* é a de propiciar que quem o recebe reconheça a importância para melhoria de suas ações. Quando dado imediatamente após a realização de uma tarefa, pode fazer que os desempenhos sejam elevados aos níveis máximos esperados. Assim, dá ao indivíduo uma oportunidade de confrontar sua percepção da realidade para readequações futuras.

As pessoas diferem claramente na quantidade e na qualidade de *feedback* que podem aceitar e, normalmente, entendem-se à medida que a confiança e o apoio mútuo crescem. Para que se torne mais efetivo, podem ser observadas algumas dicas:

- seja objetivo, isto é útil a quem recebe;
- delimite-se no desemprenho esperado e não no sujeito da ação;
- a observação deve ser precisa e, portanto, não faça inferências;
- julgamentos são prejudiciais, atenha-se às descrições dos fatos;
- não seja detalhista ou radical, algumas informações devem ser passadas em termos relativos;
- atenha-se ao fato ocorrido;
- compartilhe ideias;
- considere o recebedor para determinar a quantidade e medida de informação;
- foque o problema e utilize exemplos.

É obvio que não basta seguir as sugestões para um *feedback* eficaz. Se não for observado o processo de comunicação, ele poderá se tornar disfuncional. Contudo, as premissas de valor e as atitudes que sustentam essas práticas são mais relevantes. Assim, o *feedback* só terá utilidade quando considerado numa perspectiva ético-psicológica.

Em termos éticos, podemos classificar o *feedback* como verdadeiro ou mentiroso quanto à autenticidade da mensagem. Não a "verdade" em termos absolutos, mas a possibilidade da objetividade, em detrimento da subjetividade da mensagem.

Na dimensão psicológica, devemos considerar a motivação do sujeito ao realizá-lo: suas intenções e razões. A mesma mensagem pode apresentar reações extremas de rejeição ou de aceitação, dependendo de quem venha – e, também, dependendo da percepção do receptor quanto às intenções do transmissor.

Nascimento (1978) construiu um diagrama para analisar o relacionamento interpessoal considerando as dimensões ético-psicológicas:

Quadro 9.1 – Diagrama de relacionamento interpessoal nas dimensões psicológicas

Conteúdo/Motivação	Amor	Desamor
Verdade	Verdade/Amor	Verdade/Desamor
Mentira	Mentira/Amor	Mentira/Desamor

- *Verdade/Amor*: a verdade por amor recria. Esse princípio está baseado na autenticidade e, portanto, para praticá-lo, não se utilizam mentiras. Pode trazer desconforto quando aborda fragilidades e será mais efetivo se quem o faz for cuidadoso, para não destruir a relação. Será prazeroso se for de aprovação ou de elogio;
- *Mentira/Amor*: a mentira por amor é bondade vazia. Muitas vezes, é realizada por alguém que considera o outro frágil e incapaz de encarar a realidade. Assim, se justifica a ação como protetora e acaba-se por não revelar fragili-

dades que precisam ser vencidas. Nas formas mais brandas, são utilizadas meias-verdades ou omissões.

- *Verdade/Desamor*: a verdade por desamor infecta. Apesar de se utilizar da verdade, faz-se com sarcasmo. Ressalta-se minuciosamente os fatos ou a percepção destes. Tem-se a intenção de causar desconforto, exposição, humilhação. Nessa posição, o interlocutor nem sempre se manifesta de modo grosseiro ou rude. Pode ser polido e ácido.
- Mentira/Desamor: a mentira por desamor putrefaz. A manipulação dos fatos desconstrói qualquer possibilidade de crescimento. Mentir, caluniar e destruir o outro é a ênfase principal. Quando se recorre a esse tipo de ação, dificilmente haverá possibilidade de recuperação.

Enfim, comunicar-se adequadamente durante o processo de ensino/aprendizagem é muito mais desafiador do que parece. Exige mais que técnica, mais que capacitação. É mudança de paradigma pessoal, e isso leva tempo. Deve estar baseada na confiança mútua, no respeito, no exemplo docente.

10
Avaliação cognitiva: momento de acerto de contas?

> Decifra-me ou devoro-te.
>
> *(Sófocles)*

Esse desafio, segundo a peça grega Édipo Rei, de Sófocles, era lançado por uma esfinge, uma espécie de besta com cabeça de mulher, asas e corpo de animal. A deusa Hera enviou essa besta ao deserto próximo de Tebas para atormentar todos os que se aproximassem da cidade. Assim, cada vez que um viajante passava por ela, a esfinge elaborava um enigma. Quem errava era imediatamente devorado pelo monstro. Certo dia, Édipo, atravessando o local, foi interpelado por ela, que propôs: "*O que, durante a manhã, tem quatro pernas, ao meio-dia, tem duas, e, à noite, tem três?*". Como Édipo respondeu corretamente ("*O homem*".), a esfinge ficou tão furiosa que se lançou num precipício.

Por ter vencido o monstro, Édipo tornou-se o rei de Tebas e ganhou a mão da rainha enviuvada, sua própria mãe.

Inicio minha abordagem sobre avaliação retomando a narrativa de Édipo por duas razões. A primeira razão diz respeito à teoria do *complexo de Édipo*. Essa teoria, já tão profundamente estudada, remete à relação psicanalítica entre mãe e filho, à influência no desenvolvimento da personalidade e, consequentemente, dos processos educativos no que diz respeito à formulação de perguntas e à elaboração de respostas. A segunda diz respeito à resposta dada por Édipo, que, por estar correta, pôde livrá-lo da morte. Sempre me pergunto se nós, professores, não nos comportamos como esfinges e, ao recebermos respostas incorretas, devoramos nossos estudantes.

Nos últimos tempos, percebi que se tem exigido muito de mim acerca da capacidade docente em realizar boas perguntas de aprendizagem. Digo isso porque, várias vezes, sinto que a angústia principal dos docentes reside no fato de que as avaliações sempre lhes parecem inadequadas. Obviamente, esse sentimento tem explicação e está intimamente relacionado à pressão sobre os docentes em virtude do processo regulatório externo, que, no caso do ensino superior, é o Exame Nacional de Desempenho dos Estudantes (Enade), do Ministério da Educação (MEC). *"Como podemos imaginar que nossos estudantes, após anos de formação, são incapazes de responder às perguntas feitas nesse exame?"*, perguntou-me um professor.

A reflexão que deve ser feita é: nossos estudantes estão preparados para compreender as questões formuladas, interpretá-las e respondê-las? O fato é que, na maioria das vezes, os estudantes passam anos da formação acostumados a responder o mesmo tipo de perguntas. Quando digo "mesmo tipo", refiro-me ao estilo das questões formuladas pelos professores.

Certa vez, conversando com um grupo de estudantes, ouvi que estes estavam construindo um portfólio avaliativo. Num primeiro momento, pensei tratar-se de outra coisa e, logo depois, ao me mostrarem o produto, compreendi o que era de fato. Os estudantes tinham um histórico minucioso de todas as avaliações aplicadas no curso, incluindo a estatística dos assuntos e as perguntas mais testadas. Fiquei atônito ao perceber que não seria difícil ser aprovado em qualquer disciplina depois da consulta àquele material, já que as perguntas se repetiam sistematicamente a cada semestre. Enfim, existe algum erro em repetir perguntas? Obviamente, não! No entanto, isso depende do tipo de pergunta e, o mais importante, o que se espera da resposta. É fato conhecido de todos, que nós, professores, temos uma tendência a elaborar processos avaliativos dessa forma. Copiamos avaliações já realizadas, perguntas de livros, testes de concursos etc. Quando nos dispomos a elaborar nossas próprias perguntas, esbarramos na dificuldade em fazê-las. E, mesmo após tanto sacrifício, às vezes, percebemos a ineficácia desse processo, porque, na maioria das vezes, esperamos respostas que não podem ser dadas com base nas perguntas formuladas.

Jesus Cristo foi um perguntador e, ao verificarmos novamente algumas perguntas feitas por Ele, constatamos que, apesar de terem mais de 2.000 anos, elas ainda são utilizáveis.

> De que vale uma pessoa ganhar o mundo todo, se vem a perder sua vida?
> *(Mateus 16:26)*

Se o sal perde seu sabor, com que será salgado?
(Mateus 5:13)

Por que me perguntas pelo que é bom?
(Mateus 19:17)

Se vocês não acreditam quando eu falo sobre as coisas da terra, como poderão acreditar quando eu lhes falar das coisas do Céu?
(João 3:12)

Por que vocês estão pensando na falta de pães, homens de pouca fé?
(Mateus 16:8)

Quem dizem os homens que é o Filho do Homem? E vocês, quem dizem que eu sou?
(Mateus 16:13-15)

Se falei mal, mostre o que há de mal. Mas se falei bem, por que você bate em mim?
(João 18:23)

Você diz isso por si mesmo, ou foram outros que lhe disseram isso a meu respeito?
(João 18:34)

Faz tanto tempo que estou no meio de vocês, e ainda não me conheceis?
(João 14:9)

Se olharmos atentamente para essas perguntas, observaremos que elas têm um nível de taxonomia elevado, ou seja, não têm resposta padrão. Dependem de quem as ouve e de como responde, e, nesse sentido, podem ser repetidas eternamente, uma vez que sempre levarão ao processo de reflexão crítica e a respostas distintas.

De fato, algumas perguntas devem ser feitas e respondidas mais de uma vez. Como professor, constato que a elaboração das perguntas passa por um processo de reconstrução pessoal e que os momentos sistematizados de recuperação são essenciais para clareá-las.

Lembro-me de um trecho interessante da Sagrada Escritura que ilustra a necessidade da repetição da pergunta e do entendimento dela:

> Depois de terem comido, perguntou Jesus a Simão Pedro: "Simão, filho de João, amas-me mais do que a estes outros?". Ele respondeu: "Sim, Senhor, tu sabes que te amo". Ele lhe disse: "Apascenta os meus cordeiros". Tornou a perguntar-lhe pela segunda vez: "Simão, filho de João, tu me amas?". Ele respondeu: "Sim, Senhor, tu sabes que te amo". Disse-lhe Jesus: "Pastoreia as minhas ovelhas". Pela terceira vez, Jesus lhe perguntou: "Simão, filho de João, tu me amas?". Pedro entristeceu-se por Ele lhe ter dito, pela terceira vez: "Tu me amas?". E respondeu-lhe: "Senhor, tu sabes todas as coisas, tu sabes que eu te amo". Jesus lhe disse: "Apascenta as minhas ovelhas".
> *(João 21:15-17)*

Teria Pedro respondido errado à primeira vez? Por que Jesus a repetiu por três vezes?

Teologicamente, essa narração foi interpretada considerando a origem da palavra *amor* no idioma grego. Nessa língua, existem três possibilidades distintas: *agapeo* (Ágape), que significa "amor de sacrifício", "amor de doação"; *phileis* (Fileos), que significa "amor de amizade", "amor que pode terminar em razão das circunstâncias"; e *eros* (Eros), que significa "amor sexual", "amor de homem para uma mulher".

Cristo falava a Pedro do amor "Ágape" e, por isso, repetiu por três vezes a pergunta. Entretanto, Pedro respondeu a todas utilizando o amor "Fileos". Só mais adiante no texto é possível clarear esse amor de sacrifício a que Pedro deveria ter se referido em sua resposta:

> Na verdade, na verdade te digo que, quando eras mais moço, te cingias a ti mesmo, e andavas por onde querias; mas, quando já fores velho, estenderás as tuas mãos, e outro te cingirá, e te levará para onde tu não queiras.
> *(João 21:18)*

Ou seja, Jesus profetizou a Pedro, que ele, querendo ou não, quando amadurecesse na fé e estivesse mais velho, iria morrer martirizado por amor (Ágape) ao Evangelho.

Parece ser simples, mas não o é! Sempre que falo sobre avaliação cognitiva utilizo esse e outros exemplos, que ilustram como perguntas e respostas podem se apresentar confusas para quem pergunta e para quem responde. Na internet, é possível, após os exames regulatórios, encontrar perguntas e, sobretudo, respostas que nos levam a encarar as "pérolas" avaliativas.

No ensino superior, não é diferente. Em uma capacitação docente, resolvi solicitar que os professores trouxessem algumas das questões aplicadas no último processo avaliativo. Recebi apenas testes de múltipla escolha. Os professores têm a tendência de acreditar que esse tipo de teste é mais fácil e efetivo nos processos avaliativos. A meu ver, são os mais difíceis de ser elaborados e, em sua maioria, acabam por verificar conhecimentos de baixa taxonomia, ou seja, memória. As respostas consideradas corretas pelos professores estão destacadas em negrito. Vejamos alguns exemplos:

1. Um paciente levou um tiro na região paraesternal esquerda com uma arma de calibre 22 (pequeno calibre). Chega com turgência jugular, hipotenso, bulhas cardíacas abafadas e ausculta pulmonar normal em ambos os hemitóraces. Qual sua primeira conduta ante esse paciente?
a) Drenagem de tórax em selo d'água no 6º espaço intercostal.
b) Punção com agulha calibrosa em 2º espaço intercostal.
c) Toracotomia à direita.
d) Drenagem de tórax bilateral.
e) **Punção com agulha calibrosa em epigastro a 45°.**

Esse teste de múltipla escolha evoca apenas a memória. Além disso, confunde o estudante, pois qualquer das alternativas poderia ser considerada correta, uma vez que o docente perguntou: "Qual a *sua* primeira conduta". Nesse sentido, a conduta ficou pessoal, e não está ligada a nenhum outro referencial técnico-científico que não seja a escolha de quem responde.

2. Leia as afirmações abaixo, relativas a lesões esplênicas:

I – Pode haver lesão esplênica com cápsula íntegra e fazer um hematoma subcapsular.

II – No paciente com choque hipovolêmico, no qual há uma lesão profunda do parênquima esplênico, a única cirurgia aconselhável é a ráfia esplênica, com preservação do órgão.

III – A preservação esplênica diminui a incidência de infecção por pneumococos no pós-operatório.

a) Somente I está correta.
b) Somente I e II estão corretas.
c) **Somente I e III estão corretas.**
d) Somente II e III estão corretas.
e) I, II e III estão corretas.

Esse é outro tipo de teste bastante interessante. Também evoca memória, entretanto, já confunde o estudante logo no enunciado. Ler *afirmações* remete ao entendimento de que todas são corretas. Afinal de contas, por que um professor faria afirmações erradas? Para confundir os seus estudantes? Para enganá-los? Além disso, um bom teste de múltipla escolha não deve ter mais de uma resposta correta. Também, o fato de não haver uma pergunta, impede que o estudante dê a resposta correta sem a necessidade de ler as alternativas, ação que se espera nesse tipo de avaliação.

3. Em relação ao abdome agudo, assinale a afirmativa *errada*:
a) Cerca de 80% dos pacientes com úlcera péptica perfurada apresentam pneumoperitônio no exame radiográfico.
b) O quadro clínico da diverticulite de Meckel assemelha-se ao da apendicite aguda, embora a dor tenda a localizar-se na porção central do abdome.
c) Na obstrução intestinal, o toque retal tem grande importância diagnóstica.
d) Na colecistite aguda, o tratamento pode ser clínico, quando não se tem condições cirúrgicas.
e) Para reduzir expressivamente a morbimortalidade da pancreatite necro-hemorrágica, ao contrário da pancreatite edematosa, o tratamento cirúrgico deve ser precoce.

Se nós, professores, desejamos que os estudantes apreendam aquilo que está correto, por que perguntamos o que está errado? Em uma avaliação com testes de múltipla escolha, o cérebro fica condicionado a encontrar a resposta correta e passa a ser exigido de forma distinta quando tem de descobrir o incorreto, o que despende mais esforço e energia, podendo confundir o estudante.

4. Você e seu amigo Hugo, ambos estudantes de Medicina, estão voltando, de automóvel, para passar o fim de semana em casa. Durante o percurso, observam um acidente automobilístico, na BR-040. Pelo acidente ter vítimas, preocupados, resolvem parar para prestar socorro, uma vez que o resgate ainda não chegou até o local. Não há vestígios de combustível no chão, nem qualquer indício de risco de explosão do

automóvel. Ao aproximar-se do veículo, vocês observam que os dois passageiros da frente estão usando cinto de segurança e, embora bastante assustados, estão responsivos. No banco de trás, porém, está uma criança de, aproximadamente, 7 anos, sem cinto, que não responde ao chamado de vocês. Lembrando as noções aprendidas em Suporte Básico de Vida Pediátrico, a conduta correta em relação às vítimas seria:

a) Esperar a chegada do resgate para retirar as vítimas do automóvel, de modo que os materiais de imobilização e as técnicas corretas de transporte sejam utilizados, uma vez que as vítimas podem apresentar algum tipo de trauma.

b) Retirar as duas vítimas que estão responsivas e dizem conseguir andar, e aguardar o resgate para a retirada da criança.

c) **Checar imediatamente se a criança está respirando e checar o pulso carotídeo por 10 segundos. Se não houver pulso e/ou a criança não estiver respirando, esta deve ser retirada do veículo, independentemente de técnicas de imobilização, para que seja iniciada a ressuscitação cardiopulmonar, seguindo a sequência C-A-B.**

d) Iniciar imediatamente ressuscitação cardiopulmonar da criança, ainda no veículo, seguindo a sequência C-A-B.

e) Checar imediatamente se a criança está respirando e checar o pulso carotídeo por 10 segundos. Embora a criança esteja respirando e com pulso presente, como ela está irresponsiva, deve ser retirada do veículo, independentemente de técnicas de imobilização, para que seja iniciada a ressuscitação cardiopulmonar, seguindo a sequência C-A-B.

Nesse tipo de questão, percebemos o esforço docente para contextualizar uma situação e exigir do estudante um pouco mais que simplesmente memória. Solicita-se a conduta *correta*, relacionando-se um referencial específico (Suporte Básico de Vida Pediátrico). Entretanto, as alternativas não são homogêneas e um estudante que seja bom em responder testes consegue logo de início descartar duas delas (*a* e *b*), pois as demais mencionam a mesma sequência C-A-B exigida na resposta.

Como, então, formular uma eficiente avaliação do domínio cognitivo? Em razão dessa pergunta, tenho realizado muitas capacitações docentes. Nessas capacitações, acabo fornecendo algumas dicas que tornam esse tipo de avaliação um momento de aprendizagem, mais que um acerto de contas.

O primeiro passo é a delimitação da área de conhecimento a ser testada. Isso é de fundamental importância. Do ponto de vista docente, existe o desejo de testar tudo a todos, o que, nesta era da gestão do conhecimento, é algo impossível. Assim, quando um professor elabora uma avaliação delimitando áreas específicas de conteúdo, é capaz de, no processo de recuperação, testar apenas as áreas de fragilidade, ou seja, apenas o que o estudante não foi capaz de responder corretamente. Assim, na realização de exames finais, a clássica pergunta feita ao professor "*O que cai na Prova?*" não terá como resposta "*Tudo!*".

Uma vez determinadas as áreas, faz-se necessária a decisão sobre o estilo da avaliação. Entendo por estilo uma avaliação que seja coerente com o propósito da testagem. Na maioria das vezes, as avaliações são de memória. Se desejarmos ir além dessa testagem, esperando análise, síntese, aplicação, julgamento, será necessário determinar espaços específicos para cada um deles.

Assim, uma boa avaliação deve conter perguntas curtas, médias e longas. Perguntas curtas devem evocar memória, baixa taxonomia do domínio cognitivo e ser reservadas para testar conceitos e definições. Devem exigir poucas linhas para elaborar a resposta. Lembro que esse tipo de pergunta só se torna válida de fato para o processo educacional se estiver relacionada estritamente ao processo de trabalho.

Certa vez, perguntei a uma professora de um curso de Enfermagem que atuava na Atenção Primária à Saúde o que era "memória" na sua área de conhecimento e de trabalho. Num primeiro momento a resposta foi: "*Tudo!*". Passado algum tempo, ela me trouxe uma nova resposta. Disse-me que, de fato, um conhecimento de memória referia-se ao calendário vacinal. A explicação foi a de que um Enfermeiro trabalha diariamente utilizando essa informação e que ela apresenta alguma diferença, dependendo do Estado em que atua e da situação apresentada pelo paciente. Portanto, se calendário vacinal é memória para o processo de trabalho de Enfermeiros na Atenção Primária à Saúde, devemos pedir aos estudantes que o decorem, pois isso será conteúdo de testagem.

Perguntas médias referem-se à compreensão, à análise, à síntese e, portanto, são de média taxonomia do domínio cognitivo. No ensino em Saúde, a evocação da compreensão de mecanismos fisiopatológicos pode ser utilizada nessa perspectiva. Para respondê-las, é necessário ativar a taxonomia anterior: baixa taxonomia < média taxonomia.

Perguntas longas são aquelas capazes de integrar assuntos e exigem a aplicação do conhecimento, a avaliação e o julgamento. Precisam de mais espaço e tempo para serem respondidas, e não haverá um único padrão de resposta. Quanto mais elevamos a taxonomia, mais subjetiva poderá ser a resposta, uma vez que ela carregará muitos aspectos e percepções pessoais de quem as responde. Faz-se necessário, também, ativar as taxonomias anteriores: baixa taxonomia < média taxonomia < alta taxonomia (Bloom et al. apud Tsuji e Aguilar-da-Silva, 2010, p. 158).

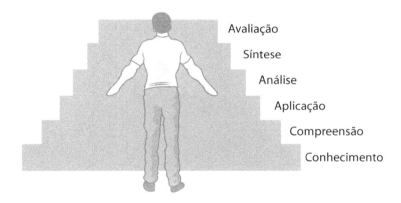

Figura 10.1 – Estratificação do domínio de conhecimento cognitivo.

O Quadro 10.1, a seguir, apresenta uma série de verbos que podem ser utilizados na elaboração de perguntas e auxiliam no entendimento do domínio cognitivo.

Quadro 10.1 – Funções mentais e verbos em cada nível do domínio cognitivo

Conhecimento	Compreensão	Aplicação	Análise	Síntese	Avaliação
Definir	Traduzir	Interpretar	Distinguir	Compor	Julgar
Repetir	Reafirmar	Aplicar	Analisar	Planejar	Avaliar
Apontar	Discutir	Usar	Diferenciar	Elaborar	Taxar
Inscrever	Descrever	Empregar	Calcular	Esquematizar	Validar
Registrar	Explicar	Demonstrar	Experimentar	Formular	Selecionar
Marcar	Expressar	Dramatizar	Provar	Coordenar	Escolher
Recordar	Identificar	Praticar	Comparar	Conjugar	Valorizar
Nomear	Localizar	Ilustrar	Contrastar	Reunir	Estimar
Relatar	Transcrever	Operar	Criticar	Construir	Medir
Sublinhar	Revisar	Inventariar	Investigar	Criar	Argumentar
Relacionar	Narrar	Orientar	Debater	Erigir	Concluir

Fonte: modificado de Bloom et al. apud Tsuji e Aguilar-da-Silva, 2010, p. 158.

O caso a seguir apresenta uma possibilidade de construção de avaliação do domínio cognitivo dentro dos três níveis de taxonomia: baixa, média e alta.

- *Caso (personagens reais com pseudônimos)*:

Renan, de 5 anos, é levado por sua mãe, Eunice, à UBS de Furtado de Menezes para consulta médica. Quando questionada sobre o motivo da consulta, a mãe diz que a criança está bem, porém, tem notado que, há algum tempo, ele não quer mais brincar com as crianças do bairro, prefere ficar assistindo à televisão. No colégio, a professora diz que ele está mais triste e sempre sozinho. Eunice relata que Renan sempre foi "gordinho", mas, há dois anos, após a separação dos pais, tem estado mais ansioso e come compulsivamente. Os colegas fazem piada, chamam Renan de "jamanta", "baleia", e ele fica furioso com isso. Ao realizar a anamnese, você obtém os seguintes dados:

- *HGO e perinatal*: 8 consultas de pré-natal. Relato de hipertensão arterial na gestação e aumento nos níveis de glicose sanguínea, ambos controlados com dieta. Sem outras intercorrências. Parto normal, a termo, capurro = 39 semanas; PN (peso ao nascimento) = 3.650 g (P [percentil] = 50); comprimento = 50 cm (P = 50); PC = 35 cm (P = 50); Apgar = 9/9.
- *Desenvolvimento neuropsicomotor*: sem intercorrências.
- *História alimentar*: seio materno exclusivo até 3 meses, quando lhe foi introduzido leite de vaca com fubá e refeições sempre com predomínio de carboidratos. Atualmente almoça: arroz, feijão, angu e carne. Não gosta de

verduras e legumes, exceto batata frita, e troca o jantar por lanche, pizza, hambúrguer, biscoito, refrigerante. Tem o hábito de comer balas e chocolates diariamente.
- *História social*: mora com a avó de 71 anos (hipertensa e diabética) e a mãe obesa, que trabalha como doméstica e passa o dia fora.
- *Curva de crescimento*: curva de peso ascendente após introdução de alimentação artificial. No momento, acima do percentil 97, curva de altura no percentil 50.
- *Hoje*: peso = 30 kg; estatura = 1,08 m; Pabd (perímetro abdominal) = 61 cm; pressão arterial (PA) = 120 × 75 mmHg.

1. (Questão curta) Definir o estado nutricional de Renan e identificar os fatores de risco para tal situação, de acordo com as curvas de crescimento adotadas atualmente pela Sociedade Brasileira de Pediatria (SBP).

Gabarito mínimo: obesidade (Índice de Massa Corporal – IMC – 25,7) > P97 para idade e sexo.

- *Fatores de risco*: sedentarismo, separação dos pais, desmame precoce, alimentação artificial hipercalórica, erro alimentar atual.

2. (Questão média) Explicar a atual situação da PA de Renan e orientar as medidas a serem tomadas para a investigação da etiologia do quadro, de acordo com o referencial do Departamento de Cardiologia Pediátrica da SBP/Sociedade Brasileira de Cardiologia (SBC).

   Gabarito mínimo:

   - PA está acima do P95 para idade, sexo e altura, mas para fechar o diagnóstico de hipertensão arterial sistêmica (HAS) precisa de três aferições acima do P95, sistólica e/ou diastólica em momentos diferentes;
   - Realizar hemograma, EAS (exame de urina), ultrassonografia de rins e vias urinárias para descartar doença renal;
   - Realizar ecocardiograma para investigar doença cardíaca congênita e hipertrofia ventricular esquerda (HVE);
   - Realizar perfil lipídico e glicemia de jejum para avaliar comorbidades;
   - Realizar fundoscopia.

3. (Questão longa) Avaliar os fatores biopsicossociais presentes no cotidiano de Renan, relacionando-os ao diagnóstico encontrado, e elaborar um plano de cuidados com mudanças nos hábitos de vida, de acordo com as orientações do Comitê de Nutrologia da SBP.

Gabarito mínimo:

- *Fatores*:
    - obesidade: etiologia multifatorial (genéticos, comportamentais e ambientais);
    - obesidade materna;
    - padrão alimentar inadequado;
    - inatividade física;
    - inadequada dinâmica familiar (separação dos pais; avó idosa, cuidadora; mãe pouco presente).

- *Mudança de hábitos*:
    - reeducação alimentar;
    - criação de rotina para a criança e a família;
    - aumento da atividade física;
    - envolvimento da família;
    - acompanhamento psicológico.

Certa vez, perguntei a um professor o sentido da palavra *avaliar* e ele me respondeu que *avaliar* significava "conhecer". Fiquei, então, pensando o sentido do "conhecer" utilizado por ele. *Conhecer* poderia tão simplesmente referir-se à possibilidade de checar o quanto o estudante foi capaz de acumular e/ou de reproduzir determinado conteúdo cognitivo. Também poderia ser mais amplo, no sentido de aprofundar, por meio das respostas, quem, de fato, é o estudante, o que ele pensa e como aplica os conhecimentos que adquire ao longo da formação. E, mais ainda, poderia ter o sentido de conhecer a nós mesmos, professores, mediante as respostas elaboradas pelos alunos.

Essa reflexão também me fez pensar que, muitas vezes, ficamos na superfície, uma vez que parece-nos mais fácil e concreto checar o conhecimento reproduzido por meio da escrita. É o "preto no branco", dizem alguns. Entretanto, no ensino, assim como na Medicina, o superficial está relacionado com mecanismos mais complexos. Reconhecer doenças aparentes, visualmente presentes, não é algo simples de realizar-se, e a investigação mais profunda dos sinais e dos sintomas pode levar a outras conclusões. Conhecer os estudantes mediante avaliações também pode ter o mesmo sentido e esse exercício docente de aprofundar as respostas talvez nos ajude a compreender que quem avalia deve ir além da baixa taxonomia (conhecer) e avançar para níveis mais complexos de síntese, de análise e de valorização, fazendo desse ato o momento de aprendizagem tão esperado por estudantes e professores.

Epílogo

> Não basta começar bem, não adianta mediar bem; de pouco servem bons começos e melhores meios, se os fins não se mostram bem-sucedidos. Uma vez começadas, as coisas não devem ser esquecidas nem deixadas antes de ser acabadas, pois é sinal de pouca prudência começar muitos atos e não acabar nenhum.
>
> (Mateo Alemán)

O que é realmente ensinar? Eis uma pergunta que, nos dias de hoje, inquieta os professores. Como vimos, nesta nova era da gestão do conhecimento, muito se fala sobre a necessidade de facilitar o aprendizado em detrimento do ato de ensinar. Entretanto, quando fazemos outra pergunta: "O professor deve ensinar?", a resposta sempre será: "Ele deve!". E isso está intrinsecamente ligado ao fato de que o professor é alguém que age, e, consciente ou inconscientemente, tem influência sobre o futuro de seus estudantes. Portanto, o ensinar sempre estará presente em todo professor, independentemente do fato de ele *ser* ou *estar* nessa posição. Ensinar é uma qualidade essencial em todo ser humano.

Os professores ensinam sem parar porque querem fazer algo bom, útil aos seus estudantes, e isso está na natureza do professor. Apesar disso, algumas vezes, peguei-me dizendo que esse desejo não basta ao processo educacional. Afinal de contas, querer não é poder.

> O bem-querer está em mim. Não faço o bem que quero, mas o mal que não desejo.
> *(Romanos 7:15)*

Por isso, a pergunta que se coloca não é se o professor deve ensinar, mas como deve ensinar. Como o seu "eu, professor" age durante o processo educacional: se por um plano preestabelecido ou guiado por forças desconhecidas. O quanto ele conhece a si mesmo e conhece seus estudantes.

> Conhece-te a ti mesmo. (Inscrição no oráculo de Delfos, atribuída aos Sete Sábios – 650 a.C.-550 a.C.)

Essa busca do autoconhecimento, do *ser* professor pode tornar-se um instrumento especial e abrir possibilidades para o ato de ensinar que, continuamente, é exercido por todos nós. Entretanto, a profissão de professor não está circunscrita no ato de ensinar, mas no de *ser* muito mais que de *estar*. Assim, quanto mais se evidencia o *ser*, quanto mais ele se torna presente, mais efetivo será ao estudante servir-se do seu "eu, professor".

Nós, professores, não *estamos*, nós *somos*.

Posfácio

Todos os conceitos teóricos adotados, como, também, as experiências concretas narradas e analisadas se consubstanciam no Epílogo deste brilhante livro de Rinaldo Henrique Aguilar-da-Silva, numa síntese de grande alcance e profundidade – todo o processo e todo o ato de ensinar não implicam *estar* professor, mas *ser* professor:

> Essa busca do autoconhecimento, do *ser* professor pode tornar-se um instrumento especial e abrir possibilidades para o ato de ensinar que, continuamente, é exercido por todos nós. Entretanto, a profissão de professor não está circunscrita no ato de ensinar, mas no de *ser* muito mais que de *estar*. Assim, quanto mais se evidencia o *ser*, quanto mais ele se torna presente, mais efetivo será ao estudante servir-se do seu "eu, professor" (p. 136-137).

Ou seja, para o autor, todo ser humano é capaz de ensinar e, de fato, ao longo de sua vida, experimenta essa função em muitas oportunidades do dia a dia, eventualmente, exercendo-a por algum tempo. Contudo, ensinar como profissão necessita de algo mais: a essência não reside no *estar*, mas no *ser*. O *estar* é o acidental, o provisório; o *ser* é o inerente, o permanente. Assim como um médico, para ser realmente um médico, tem de ser e de sentir-se essencialmente um médico, um professor, para ser, e não apenas estar professor, tem de ser e de sentir-se, o tempo todo, essencialmente um professor. Isso pode parecer, a um leitor desatento, puro jogo de palavras, mas é, na verdade, ao mesmo tempo, uma conceituação e um alerta, pois não é novidade para ninguém, em qualquer parte do mundo, que há profissionais que estão profissionais, sem nunca conseguirem sê-lo de fato.

Esse conceito sintetizador está tão estreitamente abraçado a todo o desenvolvimento argumentativo do livro, que poderíamos pôr tudo de ponta-cabeça, ou seja, inverter a ordem dos capítulos, colocando o Epílogo como Introdução, sem alterar a amarração argumentativa que é, sem dúvida, a sua grande força.

Desse modo, todos os casos veiculados e analisados pelo autor, desde aqueles lembrados da infância até os da experiência profissional mais próxima, servem, ao longo da argumentação do livro, para, aos poucos, ir desenhando a conclusão geral apontada, que escapa da particularidade das análises apresentadas e abrange toda a profissão do magistério em todas as suas esferas: o ensino é falho quando quem ensina, por apenas *estar* professor, é incapaz de conduzir o educando a sentir que, na trama das aulas e das tarefas, é um aluno. Sem essa relação e esse mútuo sentir-se, tudo nas aulas irá por água abaixo.

O autor não deixa de perceber, também, que a importância dessa questão e das reflexões que provoca triplica no mundo moderno, em que a profusão dos meios e dos recursos materiais, tecnológicos, informáticos e didáticos pode conduzir a uma falsa impressão de facilidade, de desnecessidade de um apego espiritual maior ao processo moderno do ensino. O oposto é o verdadeiro: nunca se precisou tanto, em meio a tanta profusão de recursos e mídias, do mestre que é genuína e intimamente mestre, porque só alguém como ele será capaz de devassar a floresta e tornar seus alunos capazes de fazerem o mesmo como homens, não como robôs repletos de memória, mas sem alma.

Saio, portanto, com esses primorosos conceitos da leitura do trabalho de Rinaldo Henrique, conceitos que lhe servirão como base para reflexões e pesquisas e, em seu conjunto, como piloto para os livros que, com toda a certeza, o autor escreverá depois deste.

Faço questão de enfatizar, neste ponto, que não é conveniente penetrar, num Posfácio, em particularidades do desenvolvimento da obra, porque esse papel foi exercido pelo próprio autor e pela própria obra, que é como um exuberante pomar a oferecer seus frutos àqueles que sabem colher. Nesse mesmo sentido, é um livro que deveria ser lido por todos os professores de todas as fases escolares, para valorizarem em si mesmos a grandiosidade e a profundidade do trabalho que exercem ao longo de suas vidas.

Professor doutor Luiz Antonio Vane
Pós-doutorado pelo Departamento de Anestesiologia da Universidade do Texas, Estados Unidos (1998-2000); Professor Titular aposentado do Departamento de Anestesiologia da Faculdade de Medicina da Universidade Estadual Paulista Júlio de Mesquita Filho (Unesp); Diretor-Presidente da Fundação para o Desenvolvimento da Unesp (2005-2012).

Referências

ALARCÃO, I.; TAVARES, J. Paradigmas de formação e investigação no ensino superior para o terceiro milênio. ALARCÃO, I. (Org.). In: *Escola reflexiva e nova racionalidade*. Porto Alegre: Artmed, 2001.

ALEMÁN, M. *Começo e fim*. Disponível em: <http://www.citador.pt/textos/comeco-e-fim-mateo-aleman>. Acesso em: 3 jun. 2014.

ALVES, E. P.; CUNHA, L. S. *Grupos operativos*: Pichon-Rivière. Artigonal, jun. 2010.

ANDRADE, C. D. *Menino Drummond*. São Paulo: Companhia das Letrinhas, 2012.

ARISTÓTELES. *Frases de Aristóteles*. Disponível em: <http://www.citador.pt/frases/e-fazendo-que-se-aprende-a-fazer-aquilo--que-se-de-aristoteles-4969>. Acesso em: 3 jun. 2014.

ANTUNES, A. *Não vou me adaptar*. Disponível em: <www.arnaldoantunes.com.br/new/sec_discografia_sel.php?id=188>. Acesso em: 8 abr. 2014.

ANTUNES, A. L. *Citador*. Disponível em: <http://www.citador.pt/cact.php?op=10&idcit=710&author=44&desc=Quando_se_critica__estamos_a_julgar__Se_julgarmos>. Acesso em: 12 ago. 2014.

AUSUBEL, D. P. *The psychology of meaningful verbal learning*. New York: Grune & Stratton, 1963.

BÍBLIA. Português. *Bíblia sagrada*. Tradução de Centro Bíblico Católico. 34. ed. rev. São Paulo: Ave Maria, 1982.

BONNARD, A. Aristóteles e os seres vivos. In: *A civilização grega*. Lisboa: Estúdios Cor, 1972, p. 151.

CARRUTERS, T. *Frases sobre professor*. Disponível em: <http://www.frase.co/sobre/professor>. Acesso em: 12 ago. 2014.

CASSIN, B. et al. *Gregos, bárbaros, estrangeiros*. Tradução de Ana Lúcia de Oliveira e Lúcia Cláudia Leitão. São Paulo: 34, 1993. p.38.

CHALITA, G. *O dia do professor e a força do magistério*. 2013. Disponível em: <http://www.gabrielchalita.com.br/index.php/o-escritor/textos/item/194-o-dia-do-professor-e-a-for%C3%A7a--do-magist%C3%A9rio.html >. Acesso em: 3 jun. 2014.

DELORS, J. (Org.). *Educação*: um tesouro a descobrir – Relatório para a UNESCO da Comissão Internacional sobre Educação para o Século XXI. 4. ed. São Paulo: Cortez, 2000.

DESCARTES, R. *O discurso do método – As paixões da alma*. 9. ed. Tradução, prefácio e notas de Newton de Macedo. Lisboa: Livraria Sá da Costa Editora, 1980. p.22.

FERREIRA, A. B. H. *Novo Aurélio – Século XXI*: O dicionário da língua portuguesa. 4. ed. Rio de Janeiro: Nova Fronteira, 2009. p. 364 e 901.

FLAVELL, J. H. *A psicologia do desenvolvimento de Jean Piaget*. São Paulo: Pioneira, 1986.

FREIRE, M. O que é um grupo? *Paixão de Aprender*, ano 1, n. 1, dez. 2000.

FREIRE, P. *Ação cultural para a liberdade*: e outros escritos. 12. ed. São Paulo: Paz e Terra, 2007.

_____. *Pedagogia da autonomia*: saberes necessários à prática educativa. São Paulo: Paz e Terra, 1996. p. 72; p. 85 (Coleção Leitura).

_____. *Pedagogia do oprimido*. 4. ed. Rio de Janeiro: Paz e Terra, 1977. p. 39.

GROSSMANN, E; KOHLRAUSCH, E. Grupo e funcionamento grupal na atividade dos enfermeiros: um conhecimento necessário. *Rev. Gaúch. Enferm.*, v. 27, 2006.

HENDERSON, P.; JOHNSON, M. H. An innovative approach to developing the reflective skills of medical student. *BMC Med. Educ.*, v. 2, n. 4, p. 4, 2002.

HICHS, J.; HICKS, E. *A chave do segredo.* Ediouro, 2007, p. 35.

HOFFMANN, J. *Avaliação – mito e desafio*: uma perspectiva construtivista. 35. ed. Porto Alegre: Mediação, 2005.

HOOKER, R. Disponível em: <http://www.citador.pt/frases/as-mudancas-nunca-ocorrem-sem-inconvenientes-ate-richard-hooker-3966>. Acesso em: 3 jun. 2014.

HORÁCIO. *Obras Completas.* Tradução de Elpídio Durienese, José Agostinho de Macedo, Antônio Luiz Seabra e Francisco Antônio Picot. São Paulo: Cultura, 1941.

HOUAISS, A. *Dicionário Houaiss da língua portuguesa.* Rio de Janeiro: Objetiva, 2001.

LUCKESI, C. Avaliação: otimização do autoritarismo. In: _____. *Equívocos teóricos na prática educacional.* Rio de Janeiro: Associação Brasileira de Tecnologia Educacional, 1983. p. 44-52.

_____. *Introdução à filosofia*: aprendendo a pensar. 4. ed. São Paulo: Cortez, 2002.

_____. Planejamento e Avaliação na escola: articulação e necessária determinação ideológica. In: _____. *Avaliação da aprendizagem escolar.* São Paulo: Cortez, 1995. p. 85-151.

LUDKE, M. Aprendendo o caminho da pesquisa. In: FAZENDA, I. C. A; SEVERINO, A. J. *Novos enfoques da pesquisa educacional*. São Paulo: Cortez, 1992.

MARQUÊS DE MARICÁ. Disponível em: <http://www.citador.pt/frases/os-mais-arrojados-em-falar-sao-ordinariamente-os-marques-de-marica-10902>. Acesso em: 3 jun. 2014.

MÉNDEZ, J. M. A. *Avaliar para conhecer, examinar para excluir*. Porto Alegre: Artmed, 2002.

MOREIRA, M. A. *Aprendizagem significativa*. Brasília: Universidade de Brasília, 1999.

MORETTO, V. P. *Prova*: um momento privilegiado de estudo – não um acerto de contas. Rio de Janeiro: DP&A, 2002.

MORIN, E. *Complexidade e transdisciplinaridade*: a reforma da universidade e do ensino fundamental. Natal: EDUFRN, 1999.

NASCIMENTO, K. T. *Liderança situacional*: um velho e lamentável exequívoco. Rio de Janeiro: Incisa, 1978.

NENDAZ, M. R.; TEKIAN, A. Assessment in problem-based learning medical schools: a literature review. *Teach. Learn. Med.*, v. 11, n. 4, p. 232-43, 1999.

NOVAK, J. D. Can metalearning and metaknowledge strategies to help students learn how to learn serve as a basis for overcoming misconceptions? In: HELM, H.; NOVAK, J. D. (Ed.). *Proceedings of the International Seminar on Misconceptions in Science and Mathematics*. Ithaca, NY: Cornell University, 1983. p. 118-30.

ORÁCULO DE DELFOS. Disponível em: <http://www.frasesdepensadores.com.br/frase/o-homem-conhece-te-a-ti-mesmo/>. Acesso em: 3 jun. 2014.

OSÓRIO, L. C. *Grupos*: teorias e práticas – acessando a era da grupalidade. Porto Alegre: Artmed, 2000.

_____. *Psicologia grupal*: uma nova disciplina para o advento de uma era. Porto Alegre: Artmed, 2003.

PIAGET, J. *A equilibração das estruturas cognitivas*: problema central do desenvolvimento. Rio de Janeiro: Zahar, 1976.

_____. *A formação do símbolo na criança*: imitação, jogo e sonho, imitação e representação. Rio de Janeiro: LTC, 1990.

_____. *Biologia e conhecimento*. 2. ed. São Paulo: Vozes, 1996.

_____. *O desenvolvimento do pensamento*: equilibração das estruturas cognitivas. Lisboa: Dom Quixote, 1977.

_____. *A psicologia da criança*. Rio de Janeiro: Bertrand Brasil, 1998. p. 58.

Piaget, J. *Para onde vai a educação?* 10. ed. Rio de Janeiro: José Olympio, 1988. p. 61.

Pichon-Rivière, E. *O processo grupal.* 6. ed. rev. São Paulo: Martins Fontes, 1998.

Quevedo, F. Disponível em: <http://www.citador.pt/frases/o-que-se-aprende-na-juventude-dura-a-vida-inteira-francisco-quevedo-7959>. Acesso em: 3 jun. 2014.

Romão, J. E. *Avaliação dialógica*: desafios e perspectivas. 5. ed. São Paulo: Cortez, 2003. p. 102.

Schopenhauer, A. *Aforismos para a sabedoria da vida*. Tradução, prefácio e notas de Jair Barboza; Revisão da tradução por Karina Jannini. São Paulo: Martins Fontes, 2002. p. 53.

Séneca, M. *A vida feliz*. Coleção Grandes Obras do Pensamento Universal – 43. Tradução de Luiz Feracine. São Paulo: Escala, 2006. p. 32; p. 36.

Senge, P. *A quinta disciplina*. São Paulo: Best Seller, 2004.

Silva, A. *O professor como mestre*. Disponível em: <http://www.citador.pt/textos/oprofessor-como-mestre-agostinho-da-silva>. Acesso em: 3 jun.2014.

Sousa, C. P. *Descrição de uma trajetória na/da avaliação educacional*. São Paulo: Ideias, 1998. n. 30, p. 161-74.

TRONCON, L. E. A. Avaliação do estudante de medicina. *Medicina*, Ribeirão Preto, v. 29, n. 4, p. 429-39, out./dez. 1996.

TSUJI, H.; AGUILAR-DA-SILVA, R. H. *Aprender e ensinar na escola vestida de branco*: do modelo biomédico ao humanístico. São Paulo: Phorte, 2010. p. 158.

_____. *Reflexões sobre o processo tutorial na Aprendizagem Baseada em Problemas*. 2005. Disponível em: <http://www.famema.br/ensino/capacdoc/docs/reflexoessobreoprocessotutorialnaabp.pdf>. Acesso em: 30 maio 2014.

VIGANÒ, C. A construção do caso clínico em saúde mental. *Curinga*, Belo Horizonte, n. 13, p. 50-9, set. 1999.

VYGOTSKY, L. S. *Pensamento e linguagem*. São Paulo: Martins Fontes, 1989.

WINNICOTT, D. W. *Os bebês e suas mães*. Tradução de Jefferson Luiz Camargo. São Paulo: Martins Fontes, 1988.

Sobre o Livro
Formato: 16 × 23 cm
Mancha: 9,8 × 17 cm
Papel: offset 75 g
nº páginas: 152
Tiragem: 2.000 exemplares
1ª edição: 2014

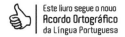

Equipe de Realização
Assistência editorial
Liris Tribuzzi

Assessoria editorial
Maria Apparecida F. M. Bussolotti

Edição de texto
Gerson da Silva (Supervisão de revisão)
Roberta Heringer de Souza Villar (Preparação do original e copidesque)
Jonas Pinheiro e Cleide França da Silva (Revisão)

Editoração eletrônica
Neili Dal Rovere (Projeto gráfico e diagramação)
Douglas Docelino (Ilustrações)
Évelin Kovaliauskas Custódia (Capa)

Imagens
Bruce Rolff | Shutterstock (Imagem de capa)
iulias | Shutterstock (Imagem de capa)

Impressão
Forma Certa